PATOLOGIAS EN EL PRIMER NIVEL DE ATENCIÓN

PATOLOGIAS EN EL PRIMER NIVEL DE ATENCIÓN

Katherine Campaña, Lisbeth Quinapallo
Cristian López, María José Mancero, Andrea Castillo, Sofía Salem Gómez
Carlos Freire, Ángel Prieto, Denisse Tello, Verónica Flores

IMPORTANTE

La información aquí presentada no pretende sustituir el consejo profesional en situaciones de crisis o emergencia.

Para el diagnóstico y manejo de alguna condición particular es recomendable consultar un profesional acreditado.

Cada uno de los artículos aquí recopilados son de exclusiva responsabilidad de sus autores.

2020 Bold Publisher
Diseño de Portada:
ISBN:
Impreso en Ecuador - Printed in Ecuador
Cualquier forma de reproducción, distribución, comunicación pública o transformación de esta obra solo puede ser realizada con la autorización de sus titulares, salvo excepción prevista por la ley.

ÍNDICE DE AUTORES

AUTORES

Katherine Andrea Campaña Pazuña
Médico Cirujano por la Universidad de las Américas
Médico en Hospital Básico Rafael Ruiz – Cotopaxi
Gastroenteritis aguda

Lisbeth Estefanía Quinapallo Mosquera
Médico general por la Universidad Central del Ecuador
Médico General en libre ejercicio
Gastritis por Helicobacter pylori

Cristian Roberto López Narváez
Médico general por la Universidad Central del Ecuador
Médico general en libre ejercicio
Parasitosis intestinal

María José Mancero Rodríguez
Médico por la universidad central del ecuador
Médico General IESS Tungurahua
Infección de vías urinarias

Andrea Michelle Castillo González
Médico general por la Universidad Central del Ecuador
Médico Rural
Infección de vías urinarias

Sofía Salem Gómez
Médico General por la Universidad Central del Ecuador
Médico General área de emergencia Hospital San Francisco-IESS
Médico Residente Hospitalización y Emergencia en Clínica Pasteur Quito
Litiasis Renoureteral

Carlos Andrés Freire Torres
Médico General por la Universidad Central del Ecuador
Médico general en libre ejercicio
Hiperplasia prostática benigna

Ángel Eduardo Prieto Nina
Médico General de la Universidad Nacional de Chimborazo
Médico Residente de Ginecología y Obstetricia del Hospital General Latacunga
Hiperplasia prostática benigna

Denisse Monserrate Tello Montúfar
Médico General por la Universidad Central del Ecuador
Médico general en libre ejercicio
Hipoacusia en atención primaria de salud

Verónica Lucía Flores Bravo
Médico General por la Universidad Central del Ecuador
Médico general en libre ejercicio
Otitis externa difusa, manejo en primer nivel de atención

ÍNDICE

1. Gastroenteritis Aguda — 11
  Dra. Katherine Andrea Campaña Pazuña

2. Gastritis por Helicobacter pylori — 21
  Dra. Lisbeth Estefanía Quinapallo Mosquera

3. Parasitosis Intestinal — 37
  Dr. Cristian Roberto López Narváez

4. Infección De Vías Urinarias — 53
  Dra. María José Mancero Rodríguez
  Dra. Andrea Michelle Castillo González

5. Litiasis Renoureteral — 63
  Dra. Sofía Salem Gómez

6. Hiperplasia Prostática Benigna — 75
  Dr. Carlos Andrés Freire Torres
  Dr. Ángel Eduardo Prieto Nina

7. Hipoacusia en Atención Primaria de Salud — 93
  Dra. Denisse Monserrate Tello Montúfar

8. Otitis Externa Difusa, Manejo en Primer Nivel de Atención — 109
  Dra. Verónica Lucía Flores Bravo

CAPÍTULO 1

Autora: Dra. Katherine Andrea Campaña Pazuña
Gastroenteritis Aguda

Definición
La gastroenteritis aguda es el término empleado para describir a la enfermedad como la inflamación y/o disfunción intestinal producida por un agente infeccioso o sus toxinas; caracterizada por una disminución de la consistencia de las deposiciones y aumento en el número de las mismas con una frecuencia de 3 o más deposiciones en un lapso de 24 horas y con una duración habitualmente menor de 7 días y nunca superior a 14 días. (1)

Se caracteriza por ser de etiología diversa, generalmente de origen infecciosa asociada a diversos síntomas; iniciando desde una molestia simple y autolimitada hasta convertirse en una afectación sistémica. (2) Es considerada como una enfermedad frecuente y potencialmente grave en niños menores de 5 años.

Epidemiología
De acuerdo a la Organización Mundial de la Salud, la gastroenteritis aguda es considerada como una de las enfermedades más frecuentes en los niños menores de 5 años, constituyéndose en la segunda causa de morbilidad y mortalidad infantil a nivel mundial. (6)

Es una enfermedad que ha provocado a nivel mundial un aproximado de 1 700 millones de casos con la enfermedad, dando como resultado una alta prevalencia de casos anuales correspondiente a la población infantil. Aún cuando se considera una enfermedad prevenible y tratable, la misma da como resutado el fallecimiento de 525 000 niños menores de 5 años cada año. (3)

Fisiopatología
La diarrea aparece cuando el volumen de agua y electrolitos presentes en la luz intestinal supera la capacidad de absorción del colon, con la consecuente eliminación aumentada por las heces. (4)
Esto ocurre fundamentalmente por dos motivos:
• Aumento de la secreción
• Disminución de la absorción

Los patógenos ocasionan daño en la mucosa intestinal bien directamente, con invasión de la mucosa (diarreas invasivas), o a través de toxinas.

De cualquiera de las dos formas se produce un daño físico y funcional en los mecanismos de absorción de agua y electrolitos de la mucosa intestinal, una estimulación de la eliminación de los mismos y un daño en las hidrolasas presentes en la mucosa, con la posible malabsorción de lactosa y otros nutrientes, lo que favorece la deshidratación y la desnutrición. (4)

Clasificación

La gastroenteritis aguda se clasifica de distintas maneras dependiendo del gérmen y del mecanismo de producción: (2)

1.Mecanismo toxigénico / Diarrea secretora o acuosa
Virus
- Norovirus, virus entéricos

Bacterias
- Enterotoxinas: Vibrio cholerae, Escherichia coli enterotoxigénica, Clostridium perfringens, Aeromonas hydrophila
- Preformadas: Staphylococcus aureus, Clostridium botulinum
- Adherencia a mucosa: E. coli enteropatógena y enteroadherente

Parásitos (adherencia a mucosa)
- Cryptosporidium, Giardia lamblia, Cyclospora cayetanensis

2.Mecanismo invasivo / Diarrea inflamatoria
Bacterias
- Invasión mucosa: Salmonella sp., Shigella sp., Campylobacter sp. Yersinia sp., E. coli enteroinvasiva, Vibrio parahaemolyticus, Aeromonas hydrophila, Plesiomonas shighelloides
- Citotoxinas: Clostridium difficile, E. coli enterohemorrágica, Shighella sp
- Fiebre entérica: Salmonella typhi, Yersinia enterocolítica, Campylobacter fetus

Parásitos
- Entamoeba histolytica, Balantidium coli, Schistosoma sp., Trichinella spirallis, Microsporidium sp

Factores de Riesgo
Los factores de riesgo asociados se mencionan a continuación: (5)
- Higiene personal deficiente (lavado de manos)
- Desnutrición
- Viajes recientes a zonas endémicas
- Contaminación fecal del agua y de los alimentos
- Automedicación
- Antecedentes de ingesta de alimentos procedentes del mar
- Carnes mal cocidas
- Exposición previa a antibióticos
- Residencia en instituciones psiquiátricas, asilos, hospitales

Cuadro Clínico
La gastroenteritis aguda es una enfermedad autolimitada. La clínica se basa en la disminución de la consistencia de las deposiciones y/o aumento en el número de las mismas; está relacionada con una variedad de signos y síntomas dependiendo la etiología.

Entre las manifestaciones clínicas más frecuentes tenemos: (1)

Etiología Viral	Etiología Bacteriana
Naúseas	Fiebre >40 c
Vómitos	Sangre en las heces
Deshidratación	Dolor abdominal intenso
	Signos de afectación del SNC

Tabla 1: Manifestaciones clínicas según etiología.
Fuente: Benéitez M., Durán M. Gastroenteritis aguda.

Diagnóstico
El diagnóstico de la gastroenteritis aguda es clínico y no necesariamente se necesita de exámenes complementarios, ya que su resultado no modificará la actitud terapeútica. (4)

El diagnóstico clínico requiere valorar y evaluar los siguientes aspectos:
- Historia familiar de gastroenteritis o contactos con población afectada
- Antecedentes de ingesta de alimentos posiblemente contaminados
- Antecedentes de introducción de alimentos nuevos

- Historia previa de ingesta de medicamentos (laxantes, antibióticos)
- Características de las deposiciones y manifestaciones clínicas

La práctica de exploraciones complementarias como el coprocultivo esta indicada en aquellos casos de diarrea prolongada, en niños inmunodeprimidos o con deposiciones con sangre y moco que puedan ser suceptibles a tratamiento especifico. (8)

Diagnóstico Diferencial
Entre los diagnósticos diferenciales más frecuentes de la gastroenteritis aguda, incluyen: (7)
- Estrés emocional
- Diverticulitis aguda
- Colitis inducida por fármacos
- Enfermedad inflamatoria intestinal
- Autoinducida (laxantes, patología psiquiátrica)
- Patología vascular intestinal (colitis isquémica)

Tratamiento
Se ha demostrado que los objetivos del tratamiento son prevenir la deshidratación, mejorar los síntomas y controlar la infección. (9)

1.Dieta
El manejo dietético de los trastornos gastrointestinales ha estado influido más por la moda que por la ciencia. El reposo del intestino proporciona un alivio sintomático, sin embargo debe mantenerse la ingesta, con la adecuada reposición hidroelectrolítica y aporte de calorías. Es prudente evitar la leche y los productos lácteos durante el episodio agudo porque la ingesta de estos alimentos podría potenciar la secreción de líquidos y aumentar el volumen fecal; de igual manera se deben evitar las bebidas que contengan cafeína o metilxantinas debido a que estos agentes incrementan la motilidad intestinal. (4)

2.Reposicion Hidroelectrolítica
La mayoría de las formas clínicas de diarrea infecciosa se resuelven espontáneamente, siendo la reposición de agua y electrolitos el factor más importante en el tratamiento. La vía oral es eficaz en diarreas leves y moderadas, y se puede utilizar en la diarrea severa tras cierta reposición

inicial por vía parenteral. (4)

La fórmula recomendada por la Organización Mundial de la Salud se compone de: (6)
- Cloruro sódico 3,5 gr/l
- Dihidrato citrato trisódico 2,9 gr/l
- Cloruro potásico 1,5 gr/l
- Glucosa 20 gr/l

Esta fórmula está comercializada en sobres, para disolver un sobre en 1 litro de agua facilitando su administración; la reposición debe realizarse a pequeños sorbos, para favorecer la tolerancia. En caso de imposibilidad de reposición oral está indicada la rehidratación intravenosa preferiblemente con solución de Lactato de Ringer, la pauta de tratamiento dependerá del peso.

3. Antieméticos
En caso de presencia de vómitos importantes se considera la administración de:

Antagonistas de los receptores D3
- Metoclopropamida: 10 mg/8h IV o IM
- Domperidona: 10-20 mg/6-8h VO o 60 mg/6-12h VR

Antagonista de la serotonina
- Ondasetron: 8 mg/12h diluido en suero fisiológico o glucosado al 5%.

4. Antidiarreicos
Están contraindicados su uso en gastroenteritis causadas por gérmenes enteroinvasivos, debido al riesgo de bacteriemia o prolongación del cuadro. Sólo deben utilizarse cuando el número de deposiciones sea significante es decir > de 7-10/día en las gastroenteritis toxigénicas. Entre el más usado tenemos la Loperamida, uso máximo de 5 días. (4)

5. Analgesia
El dolor mejora con la dieta y con el calor local, pudiendo en ocasiones añadirse analgesia, entre lo más usado, Paracetamol para el dolor y malestar general. (9)

6. Antibioticoterapia

Está indicado en caso de gastroenteritis enteroinvasiva grave, y en función de la identificación previa del agente etiológico. Independientemente de la causa, se deben tratar siempre las gastroenteritis en inmunodeprimidos, en presencia de neoplasias, prótesis vasculares, anemia hemolítica asociada y en edades extremas de la vida. (4)

Para un tratamiento empírico, se recomienda el uso de una de las siguientes opciones:
- Ciprofloxacino (250 mg/12 h IV o 750 mg/12 h VO durante 7 días)
- Cotrimoxazol (160 mg de trimetropim + 800 mg de sulfametoxazol /12 h durante 7 días)

En caso de conocer el agente etiológico o que exista sospecha clínica importante del mismo, se debe instaurar tratamiento específico.

Complicaciones

Se han evidenciado distintas complicaciones en dependencia del agente casusal, algunas de éstas son: (11)
- Deshidratación
- Trastornos electroliticos
- Shock hipovolémico / séptico
- Sepsis

Prevención

Entre las medidas clave para prevenir las enfermedades diarreicas cabe mencionar las siguientes: (6)
- Lavado de manos con jabón
- Vacunación contra rotavirus
- Higiene personal y alimentaria correctas
- Uso de servicios de saneamiento mejorados
- Acceso a fuentes inocuas de agua de consumo
- Educación sobre salud y modos de transmisión de las infecciones
- Lactancia materna exclusivamente durante los primeros seis meses de vida

BIBLIOGRAFÍA

1. Benéitez M., Durán M. Gastroenteritis aguda. España, Paracuellos del Jarama. 2015.
2. López M. Variabilidad del manejo de Gastroenteritis Aguda en adultos, por médicos del servicio de emergencia. Ecuador, Quito. 2016.
3. Consejo de Salubridad General. Atención, diagnóstico y tratamiento de DIARREA AGUDA EN ADULTOS en el primer nivel de atención. Estados Unidos Méxicanos. 2018.
4. Aguilar A., Segura C., Boscá A. Gastroenteritis agudas. Málaga, España. 2017.
5. Hernández Y., Díaz S., Rendón M., Iglesias J., Bernárdez I. Conducta terapéutica de los médicos ante el resultado de las pruebas de detección de patógenos en niños con diarrea aguda. Ciudad de México, México. 2018.
6. Organización Mundial de la Salud. Enfermedades Diarreicas. 2017. (Sitio en Internet) Disponible en: https://www.who.int/es/news-room/fact-sheets/detail/diarrhoeal-disease
7. Albarrán L., Angós R. GUÍAS DE ACTUALIZACIÓN EN URGENCIAS: Gastroenteritis Aguda. Navarra, España. 2018.
8. Mosqueda R., Rojo P. Gastroenteritis aguda. Madrid, España. 2017.
9. Rubio M., Valverde J., Rodriguez M., Lepe J., Moleon M. Gastroenteritis aguda. 2017. (Sitio en Internet) Disponible en: https://guiaprioam.com/indice/gastroenteritis-en-edad-pediatrica-actualizado-2017/
10. Albert L. Gastroenteritis aguda. 2019. . (Sitio en Internet) Disponible en: https://guia-abe.es/temas-clinicos-gastroenteritis-aguda
11. ECU RED. Gastroenteritis aguda. 2017. (Sitio en Internet) Disponible en: https://www.ecured.cu/Gastroenteritis_aguda

CAPÍTULO 2

Autor: Dra. Lisbeth Estefanía Quinapallo Mosquera
Gastritis por Helicobacter pylori

Dentro de las enfermedades gastrointestinales más comunes se encuentra la gastritis, cuyo concepto clásico ha experimentado importantes cambios, fundamentalmente a partir del descubrimiento y caracterización del Helicobacter pylori, hallazgo que ha constituido una revolución en la histopatología y tratamiento de las enfermedades gastroduodenales (1).

Definición

El Helicobacter pylori es un bacilo gramnegativo, flagelado que es patógeno potencial para el ser humano y que es capaz de producir diversos grados de inflamación en todos los sujetos colonizados. El proceso inflamatorio gástrico (gastritis) es variable e independiente de la presencia de síntomas (2).

Figura 1. *Helicobacter pylori y flagelos*

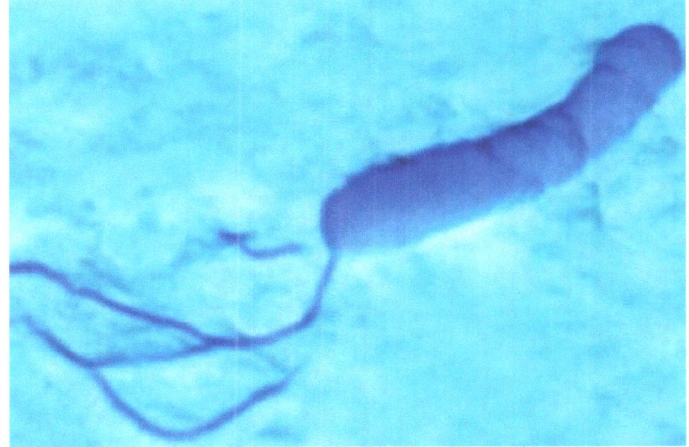

Fuente: Cervantes E. Helicobacter pylori: mecanismos de patogenicidad. [Publicación periódica en línea] 2016. Mayo [citada 2020 febrero 07]; 63(2): 100- 109. Disponible en: http://www.revistagastroenterologiamexico.org/es-pdf-S0375090618301307

En la actualidad se considera que el H. pylori es la principal causa de gastritis crónica. Este proceso inflamatorio crónico se asocia al desarrollo de úlceras, atrofia, metaplasia intestinal, displasia, adenocarcinoma gástrico (ACG) y linfoma del tejido linfoide asociado a la mucosa gástrica (MALT) (2).

Epidemiología

El Helicobacter pylori que, a escala mundial, tiene gran incidencia y prevalencia; de 20-50 % en adultos de países desarrollados y hasta 90 % en países subdesarrollados. Alrededor de 10 % desarrollará una úlcera péptica y menos de 1%, cáncer gástrico (adenocarcinoma o linfoma gástrico) (3).

La incidencia de la bacteria Helicobacter pylori en Ecuador es alta comparado con otros países y se estima que de los pacientes que padecen esta bacteria, por cada 100 habitantes 29 sufren de cáncer estómago causado por la bacteria (1).

Fisiopatología
H. pylori posee una gran capacidad para sobrevivir en uno de los ambientes más inhóspitos de nuestro organismo: el estómago, que presenta un medio extremadamente ácido, con un pH inferior a 4. No obstante, H. pylori presenta factores de patogenicidad que le permiten adaptarse al medio, produciendo sustancias que neutralizan los ácidos y formando una especie de nube protectora a su alrededor, lo que permite a la bacteria diseminarse dentro del estómago hasta encontrar un sitio para adherirse (4).

Durante el proceso de colonización, infección y defensa se desencadenan eventos celulares y moleculares que pueden conllevar a la injuria de la mucosa gástrica; lo cual hace pensar que el proceso inflamatorio no solamente depende del H. pylori per se sino de algunas condiciones individuales de cada huésped infectado (5).

Figura 2. *Desarrollo de la infección por H. pylori*

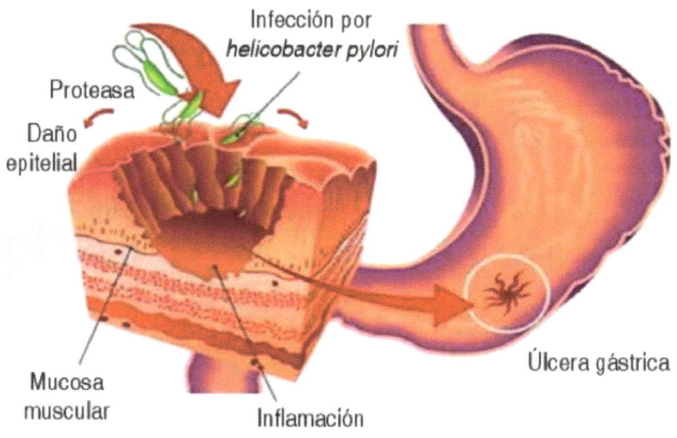

Fuente: Cervantes E. Helicobacter pylori: mecanismos de patogenicidad. [Publicación periódica en línea] 2016. Mayo [citada 2020 febrero 07]; 63(2): 100- 109. Disponible en: http://www.revistagastroenterologiamexico.org/es-pdf-S0375090618301307

Helicobacter pylori ingresa por la boca, desciende al tubo digestivo y a través de sus flagelos se transporta hasta la superficie de la capa de mucus que recubre las células epiteliales de la mucosa gástrica del fundus y antro pilórico preferiblemente. H. pylori posee adhesinas que favorecen su adherencia a las células foveolares superficiales. La colonización se facilita por la inhibición de la producción de ácido clorhídrico (HCl) y la neutralización de este por el amonio producido por la acción de la ureasa bacteriana (5).

Figura 3. *Mecanismos de acción de la ureasa*

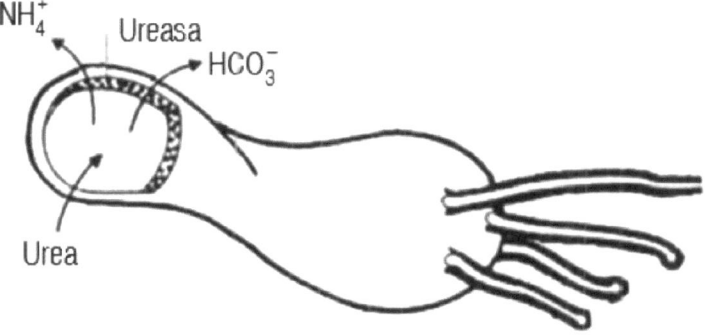

Fuente: Cervantes E. Helicobacter pylori: mecanismos de patogenicidad. [Publicación periódica en línea] 2016. Mayo [citada 2020 febrero 07]; 63(2): 100- 109. Disponible en: http://www.revistagastroenterologiamexico.org/es-pdf-S0375090618301307

H. pylori provoca citotoxicidad a nivel de la mucosa gástrica debido a un sistema de secreción tipo IV, codificado por genes ubicados en una región genómica de 37 kb denominada "Isla de patogenicidad CagA o Cag-PAI", que facilita la inyección de proteínas con actividad citopática como CagA y Vac A, respectivamente (5).

H. pylori posee fosfolipasas que hidrolizan las membranas celulares, lo cual conlleva a la liberación de lisolecitinas, las cuales constituyen un factor ulcerogénico. También posee lipopolisacáridos (LPS), peptidoglucanos, tetrapéptidos, entre otros PAMPs (Patrones Moleculares Asociados a Patógenos) que estimulan a una gran variedad de receptores extra- e intracelulares como el Nod 1, los cuales ejercen un importante efecto quimiotáctico sobre los eosinófilos y neutrófilos, y facilitan su reclutamiento y proliferación. Estas células al activarse provocan la liberación de citoquinas, lo cual desencadena una respuesta inflamatoria amplificante, la cual lesiona aún más la mucosa mediante la liberación de mediadores inflamatorios (5).

Factores de virulencia del H. pylori
En las siguientes tablas se detallan los principales factores de virulencia asociados con la colonización y el daño en la mucosa generados por el Helicobacter pylori.

Tabla 1. *Factores de virulencia asociados con la colonización*

Molécula	Mecanismo de acción
Ureasa	Hidroliza la urea [$CO(NH_2)_2$] en amonio (NH_4^+) y gas carbónico (CO_2).
Superóxido	Cataliza la transformación del superóxido en peróxido de hidrógeno
Catalasa	Cataliza la descomposición del peróxido de hidrógeno (H_2O_2), en agua y oxígeno gaseoso.
Peroxirredoxinas	Catalizan la reducción de peróxido de hidrógeno, peroxinitrito y otros
MdaB	NADPH quinona reductasa, compensa la pérdida de antioxidantes.
NAP	Bacterioferritina, capta los iones ferrosos libres intracelulares con acción genotóxica.
Flagelos	Facilitan la penetración dentro de la capa de moco y la adherencia.
HpaA	Media la unión a glicoconjugados con ácido
BabA	Facilita la adhesión y colonización del patógeno al antígeno B y al antígeno Lewis.

SabA	Proteína de adhesión al ácido siálico.
OipA	Proteína inflamatoria externa, producción de

Fuente: Torres F. y Torres C. Fisiopatología molecular en la infección por Helicobacter pylori. [Publicación periódica en línea] 2016. Septiembre [citada 2020 febrero 07]; 32(3): 500- 512. Disponible en: http://www.scielo.org.co/pdf/sun/v32n3/v32n3a13.pdf

Tabla 2. Factores de virulencia asociados con el daño en la mucosa

Molécula	Mecanismo de acción
CagPAI	Locus genómico de 40 kb. Sistema de secreción tipo IV (T4SS)
CagA	Oncoproteína, principal factor de virulencia
VacA	Segundo factor de virulencia. Induce la formación de vacuolas dentro de la célula.
IceA	Factor de virulencia inducido por contacto con el epitelio. Asociado con úlcera péptica.
DupA	Factor de virulencia que promueve la formación de ulcera duodenal.

Fuente: Torres F. y Torres C. Fisiopatología molecular en la infección por Helicobacter pylori. [Publicación periódica en línea] 2016. Septiembre [citada 2020 febrero 07]; 32(3): 500- 512. Disponible en: http://www.scielo.org.co/pdf/sun/v32n3/v32n3a13.pdf

Otros factores de Virulencia

LPS (Lipopolisacáridos): cuyo papel fundamental en la patogénesis es evadir la respuesta inmune durante la colonización del epitelio gástrico, favoreciendo la persistencia bacteriana en el microambiente, equilibrando la acción de inducir la respuesta autoinmune del hospedero contra sus propias células gástricas (4).

Tip α (TNF-α inducing protein): La proteína Tip α tiene una potente actividad carcinogénica a través de la inducción de TNF-α y la activación del NF-kβ, lo cual favorece a la inflamación y al cáncer (5).

Cuadro clínico
La mayoría de las personas con infección por H. pylori nunca presenta signos ni síntomas (6).

Cuando se manifiestan los signos y síntomas de la infección por H. pylori, estos comprenden:
- Dolor o ardor en el abdomen
- Dolor abdominal más agudo con el estómago vacío
- Náuseas
- Pérdida de apetito
- Eructos frecuentes
- Hinchazón
- Adelgazamiento involuntario

Diagnóstico
Actualmente existen varios métodos para diagnosticar la presencia de H. pylori. Sin embargo, más importante que el diagnóstico es saber en quién se debe investigar su presencia. En algunos lugares, hasta 90% de la población está colonizada por esta bacteria, y los exámenes serán positivos en casi todo mundo. Por lo tanto, no tiene sentido solicitar la investigación de H. pylori en personas que no presentan una sintomatología específica (7).

Pruebas no invasivas
Antígeno en heces
La prueba de antígenos en la materia fecal se emplea para el diagnóstico inicial y para confirmar la erradicación de la infección. La sensibilidad y especificidad de esta prueba son superiores al 92% (6).

Prueba del aliento
Para la prueba del aliento con urea se administra por vía oral urea marcada con un isótopo de carbón (14C o 13C). Si el H. pylori está presente, la ureasa bacteriana convierte la urea en anhídrido carbónico, que se registra y se compara con un valor basal. La sensibilidad y especificidad de esta prueba es superior al 95% (6).

La prueba del aliento indica una infección actual por la bacteria, ya que en una infección pasada el resultado sería negativo. Esta prueba es útil como seguimiento del tratamiento llevado de cuatro a seis semanas después de finalizado (7).

El uso reciente de inhibidores de la bomba de protones o antibióticos disminuye en gran medida la sensibilidad de las pruebas de urea en el aliento y los análisis de antígeno fecal. Antes de la prueba, los inhibidores de la bomba de protones deben interrumpirse por siete a 14 días y los antibióticos al menos 28 días (8).

Las pruebas serológicas para el diagnóstico de H. pylori se basan en la detección de anticuerpos séricos de clase IgG o IgA contra antígenos específicos del microorganismo. La serología es útil en los estudios de poblaciones seleccionadas; sin embargo, su principal problema radica en que no puede diferenciar la infección activa de la exposición previa al microorganismo. H. pylori provoca una respuesta inmune, tanto local como sistémica (7).

Pruebas invasivas
Casi en ninguna circunstancia está indicada una endoscopia para el diagnóstico de infección por H. pylori. Sin embargo, cuando se lleva a cabo por otra razón, es posible obtener muestras de biopsia gástrica a fin de detectar H. pylori y valorarse para una infección activa mediante la producción de ureasa. Esta prueba tiene una sensibilidad del 90% y especificidad del 95%. En pacientes con hemorragia de tubo digestivo alto activa o en enfermos que empiezan a recibir inhibidores de la bomba de protones o antibióticos, es preferible la valoración histológica para H. pylori (8).

La gastritis endoscópica refleja la capacidad de excreción de la mucosa gástrica e indica si las condiciones intragástricas son hipoacídicas o hiperacídicas. La nodularidad, las múltiples manchas hemorrágicas y los pliegues gástricos engrosados indican infección activa por H. pylori, mientras que la atrofia y la metaplasia indican infección crónica inactiva por H. pylori (9).

Además, el estudio histológico de biopsias del antro y el cuerpo gástricos es más definitivo que una prueba de ureasa rápida. También está indicada la valoración histológica en pacientes con sospecha de MALTomas y, tal vez, en enfermos con posible infección cuya prueba de ureasa rápida es negativa (8).

Tratamiento
Las recomendaciones de esquemas de erradicación de H. pylori son ampliamente disponibles. Los mejores resultados han sido obtenidos con la llamada terapia triple, la cual incluye 2 antibióticos y un inhibidor de bomba de protones (IBP) (10).
Dentro de la práctica clínica es importante determinar las indicaciones especiales para la erradicación de Helicobacter pylori, las que se detallan en la siguiente tabla (11).

Tabla 3. *Indicaciones para la erradicación de Helicobacter pylori*

- Enfermedad de úlcera péptica
- Linfoma MALT gástrico
- Dispepsia funcional después de la esofagogastroduodenoscopia
- Púrpura trombocitopénica idiopática
- Deficiencia de hierro de causa inexplicable
- Hemorragia digestiva alta en tratamiento con ASA o AINES
- Profilaxis contra el carcinoma gástrico en pacientes en riesgo

Fuente: Fischbach W. y Malfertheiner P. Helicobacter pylori Infection. [Publicación periódica en línea] 2018 [citada 2020 febrero 07]; 115: 429-436. Disponible en: https://www.ncbi.nlm.nih.gov/pmc/articles/PMC6056709/pdf/Dtsch_Arztebl_Int-115_0429.pdf

Terapia triple o estándar (en áreas con baja resistencia a claritromicina)
Es la terapia más recomendada como primera línea e incluye un IBP y dos antibióticos, generalmente claritromicina y amoxicilina. El metronidazol puede reemplazar a la amoxicilina en casos de alergia a la penicilina. Las tasas de erradicación son de 70-85%. Sin embargo, en pacientes tratados recientemente o repetición con claritromicina o metronidazol, o cuando la resistencia a la claritromicina es alta ($\geq$ 15 por ciento), la terapia cuádruple debe utilizarse como primera opción (7).

Terapia cuádruple
Se recomienda como tratamiento de segunda línea en áreas que tienen una elevada resistencia a claritromicina. Esta consiste en un IBP junto con salicilato-bismuto, metronidazol y tetraciclina. Las tasas de erradicación oscilan entre 77-95%. El inconveniente de esta terapia es su complejidad (requiere tomas cada seis y 12 horas) y la frecuencia de efectos adversos asociados, así como una menor adherencia (7).

Como pautas de la tercera línea se han propuesto combinaciones con diferentes antibióticos como levofloxacino, rifabutina, moxifloxacino o furazolidona; estas combinaciones son para individuos en quienes han fracasado al menos dos antibióticos de primera línea (7).
I. IBP + amoxicilina (o tinidazol) 1 g/12 h + levofloxacino (250-500 mg/24) durante 10-14 días.
II. IBP + amoxicilina 1 g/12 h + rifabutina 150 mg/12 h durante 7-10 días (riesgo de mielotoxicidad).
III. IBP + furazolidona + levofloxacino durante 7-10 días.

Terapia secuencial
Los primeros cinco días se administra amoxicilina con un IBP y, en una segunda fase, se retira la amoxicilina y se añaden claritromicina y metronidazol durante cinco días más; el IBP se administra durante todo el tratamiento. Parece que la amoxicilina podría debilitar las paredes bacterianas en la fase inicial del tratamiento, lo cual aumentaría la eficacia de la claritromicina en la segunda fase (7).

Tratamiento de rescate (concomitante)
Esta terapia fue propuesta para reducir la complejidad de la terapia secuencial, la cual involucra la administración simultánea de tres antibióticos y el IBP durante 10 días (7).

Terapia híbrida
Fue descrita por el grupo de Hsu y sus colaboradores; consiste de dos etapas: 1) el tratamiento se lleva a cabo durante siete días con IBP y amoxicilina (1 g/12 h), seguido por 2) IBP, amoxicilina (1 g/12 h), metronidazol (500 mg/12 h) y claritromicina (500 mg/12 h) por siete días (7).

Tabla 4. Pautas Terapéuticas para H. pylori basadas en la evidencia

Tipo de tratamiento	Componentes	Duración (días)	Comentarios
Triple tratamiento basado en claritromicina	IBP, claritromicina y amoxicilina (2 x día para todos los ATB)	14	Recomendado a menos que el paciente sea resistente o alérgico a alguno de los ATB
Cuádruple tratamiento basado en bismuto	IBP, bismuto, tetraciclina y nitroimidazol (4 x día para todos los ATB)	10-14	Recomendado cuando el paciente tiene valores altos de resistencia a la claritromicina, o antecedentes de empleo de macrólidos.
Tratamiento asociado	IBP, claritromicina, amoxicilina y nitroimidazol (1 x día para todos los ATB)	10-14	Inadecuado en pacientes con altos niveles de resistencia a la claritromicina o alergia a la ampicilina
Tratamiento secuencial	IBP y amoxicilina, seguido de IBP, claritromicina y nitroimidazol (2 x día para todos los ATB)	7 luego 7	Inadecuado en pacientes con altos niveles de resistencia a la claritromicina o alergia a la ampicilina
Tratamiento híbrido	IBP y amoxicilina, luego IBP, amoxicilina, claritromicina y nitroimidazol (2 x día para todos los ATB)	7, luego 7	Inadecuado en pacientes con altos niveles de resistencia a la claritromicina o alergia a la ampicilina
Tratamiento triple basado en levofloxacina	IBP, levofloxacina (1 x día) y amoxicilina (2 x día)	10-14	Inadecuado en pacientes con alergia a la ampicilina
Tratamiento basado en terapia secuencial con fluoroquinolona	IBP y amoxicilina, luego IBP, levofloxacina y nitroimidazol (2 x día para todos los ATB)	5-7 luego 5-7	Problemas con adherencia al tratamiento, Inadecuado en pacientes con alergia a la ampicilina

Fuente: Infección por Helicobacter pylori [Internet]. Mayo Clinic [updated 2019 octubre 23]. Disponible de: https://www.mayoclinic.org/es-es/diseases-conditions/h-pylori/symptoms-causes/syc-20356171

Los IBP se deben administrar dos veces al día en las siete recomendaciones terapéuticas de primera línea y las dosis recomendadas son las siguientes: omeprazol, 20 mg; esomeprazol, 20 mg o 40 mg; lansoprazol, 30 mg (6).

Las dosis recomendadas para los otros fármacos son: claritromicina, 500 mg; amoxicilina, 1 g; bismuto, 120 a 300 mg; tetraciclina, 500 mg; nitroimidazol, 500 mg; metronidazol, 500 mg y levofloxacina, 500 mg (6).

BIBLIOGRAFÍA

1. Romero C, Viteri L, Campos J y Larrea J. Factores epidemiológicos asociados a la gastritis aguda por Helicobacter pylori en pacientes atendidos en un servicio de gastroenterología. [Publicación periódica en línea]2018. [citada 2020 febrero 07];2(3):694,704.Disponibleen:http://www.recimundo.com/index.php/es/article/view/328/pdf

2. Bosques F, Remes J, González M, Pérez G, Torres J y Abdo J et al. IV consenso mexicano sobre Helicobacter pylori. [Publicación periódica en línea] 2018. [citada 2020 febrero 07]; 83(3): 325-341. Disponible en: http://www.revistagastroenterologiamexico.org/es-pdf-S0375090618301307

3. Rodríguez J, Boffill A, Rodríguez L, Losada J y Socías Z. Factores de riesgo asociados a la gastritis aguda o crónica en adultos de un hospital ecuatoriano. [Publicación periódica en línea] 2019. [citada 2020 febrero 07]; 23(3): 424-434. Disponible en: http://www.medisan.sld.cu/index.php/san/article/view/424/html

4. Cervantes E. Helicobacter pylori: mecanismos de patogenicidad. [Publicación periódica en línea] 2016. Mayo [citada 2020 febrero 07]; 63(2): 100- 109. Disponible en: http://www.revistagastroenterologiamexico.org/es-pdf-S0375090618301307

5. Torres F. y Torres C. Fisiopatología molecular en la infección por Helicobacter pylori. [Publicación periódica en línea] 2016. Septiembre [citada 2020 febrero 07]; 32(3): 500- 512. Disponible en: http://www.scielo.org.co/pdf/sun/v32n3/v32n3a13.pdf

6. Infección por Helicobacter pylori [Internet]. Mayo Clinic [updated 2019 octubre 23]. Disponible de: https://www.mayoclinic.org/es-es/diseases-conditions/h-pylori/symptoms-causes/syc-20356171

7. Cervantes E. Diagnóstico y tratamiento de infecciones causadas por Helicobacter pylori. [Publicación periódica en línea] 2016. Noviembre [citada 2020 febrero 07]; 63(4): 179- 189. Disponible en: https://www.medigraphic.com/pdfs/patol/pt-2016/pt164c.pdf

8. Papadakis M y McPhee S. Diagnóstico clínico y tratamiento. En: McQuaid K (eds) Trastornos Gastrointestinales. 56. México, DF: McGraw- Hill Interamericana Editores; 2017. Pp. 578- 673.

9. Sun- Young Lee. Gastritis endoscópica, análisis de pepsinógeno en suero e infección por Helicobacter pylori. [Publicación periódica en línea] 2016. [citada 2020 febrero 07]; 31(5): 835- 844. Disponible en: https://www.ncbi.nlm.nih.gov/pmc/articles/PMC5016293/pdf/kjim-2016-166.pdf

10. Ladrón de Guevara L, Bornstein L, González S, Castañeda B, Costa F y di Silvio M et al. Erradicación de Helicobacter pylori en México con un esquema basado en levofloxacina versus la triple terapia estándar: resultados de un estudio clínico de fase iiib, abierto, aleatorizado, de no inferioridad. [Publicación periódica en línea] 2019.Juli[citada2020febrero07];84(3): 274,283.Disponibleen:https://www.sciencedirect.com/science/article/pii/S0375090618301320

BIBLIOGRAFÍA

11. Fischbach W. y Malfertheiner P. Helicobacter pylori Infection. [Publicación periódica en línea] 2018 [citada 2020 febrero 07]; 115: 429- 436. Disponible en: https://www.ncbi.nlm.nih.gov/pmc/articles/PMC6056709/pdf/Dtsch_Arztebl_Int-115_0429.pdf

CAPÍTULO 3

Autor: Dr. Cristian Roberto López Narváez
Parasitosis Intestinal

Las parasitosis como una de las patologías más recurrentes y menos atendidas, han provocado un incremento en el número de personas infestadas en nuestro país, especialmente en los niños. Las enfermedades producidas por varios tipos de parásitos reconocidos en nuestro medio, como amebiasis, oxiuriasis, giardiasis, teniasis, ascariosis, etc. Pueden ocasionar graves problemas de salud si no se da un diagnóstico acertado y un tratamiento adecuado, además estas se han incrementado paralelamente con la situación sociodemográfica en la que se desarrolla la población ecuatoriana. Es por eso que el estudio de las parasitosis representa un reto para el personal de salud ya que se debe tener herramientas estadísticas y epidemiológicas adecuadas, para poder focalizar las poblaciones vulnerables para efectuar un control eficaz contra ellas. (1,2)

Definición

Para propósitos del estudio es necesario que entendamos de una manera adecuada que es un parasito, "el parasitismo abarca desde los virus hasta los artrópodos, pero por costumbre se ha restringido el término parásito para aquellos organismos que pertenecen al reino animal". (1)

Las parasitosis intestinales son infecciones intestinales que se producen por la ingesta de quistes de protozoos, huevos o larvas de gusanos o por la penetración de larvas por vía transcutánea desde el suelo. Cada uno de ellos va a realizar un recorrido específico en el huésped y afectará a uno o varios órganos de este, con lo que podemos clasificarlos según el tipo de parásito y la afectación que provoquen en los distintos órganos y sistemas. En el presente estudio nos referiremos a los que están presentes con mayor frecuencia en niños y que tienen una repercusión directa en el aparato digestivo, ya que estos son los afectan a las zonas rurales debido a las diferentes condiciones que presentan estos lugares para la proliferación de los mismos. (1,3)

Epidemiología

Se calcula que existen 2.800 millones de personas infectadas por geohelmintos. 1.200 por Ascaris lumbricoides, 795 por Trichuris trichiura y 740 millones por uncinariasis: Necator americanus y Ancylostoma duodenale. De acuerdo a la OMS existen 200 millones de individuos infectados con esquistosomas, 120 millones con filariasis linfática y 37 millones con oncocercosis O.volvulus (ceguera de los ríos). Un 20 a 30% de la población mundial está infectada con Toxoplasma gondii. (2,4)

En el país, la parasitosis intestinal sin especificación se encuentra en segundo lugar en el listado de las principales causas de morbilidad ambulatoria del Ministerio de Salud Pública del Ecuador del año 2016 siendo superada por la Rinofaringitis, y dentro de las diez primeras en la consulta pediátrica. La enfermedad, según estudios ecuatorianos, alcanza una frecuencia de 85,7% en población infantil. (6). Además, se concentra en áreas donde confluyen la alta densidad poblacional y la escasez de recursos económicos como en la zona costera. Para solucionar esta problemática en Ecuador, se crea el Programa Nacional para el Manejo Multidisciplinario de las Parasitosis Desatendidas en el Ecuador (Propad) por parte del Ministerio de Salud en el año 2015, con el objetivo de abordar el tema para una intervención a gran escala; sin embargo, hasta la fecha no ha alcanzado los fines propuestos, sin embargo, en 2017 se lanzan datos preliminares de la prevalecía de parasitosis (4)

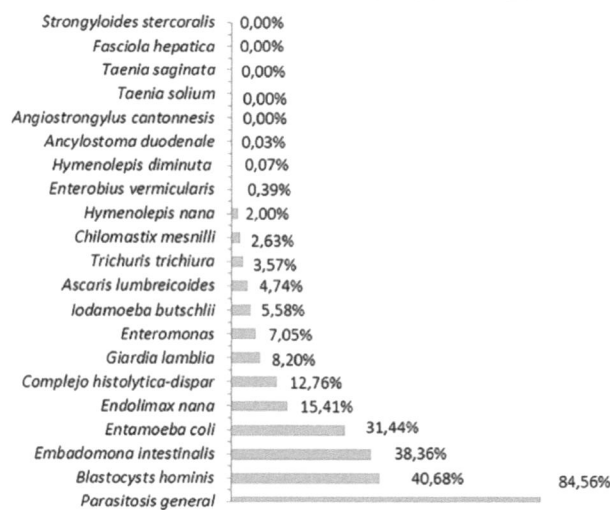

Figura 1. Resultados preliminares de Prevalencia de parasitosis en Ecuador. Se muestran porcentajes de prevalencia para los principales parásitos que afectan a humanos. Población: niños en edad escolar (8-14 años). Período de estudio: 2014-2017.

Fuente: "ALCANCE Y RESULTADOS PRELIMINARES: DIAGNÓSTICO DE LAS ENTEROPARASITOSIS EN EL ECUADOR" (4)

Ciclo de Vidad

La infección parasitaria se da cuando el huésped tiene parásitos que no le causan enfermedad o lesión, lo cual constituye el estado de portador sano, el ciclo de vida es el proceso que debe cumplir el parasito para llegar al huésped, desarrollarse en él y producir formas infectantes que perpetúan la especie. El ciclo de vida más simple es aquel que permite a los parásitos dividirse en el interior del huésped, para aumentar su número y a su vez producir formas que salen al exterior para infectar nuevos huéspedes, este ciclo existe principalmente en los protozoos intestinales. En los helmintos se presentan otros tipos de ciclo que requieren la salida al exterior de huevos o larvas, que, en circunstancias propicias de temperatura y humedad, llegan a ser infectantes. En ciclos más complicados existen huéspedes intermediarios, en los cuales las formas larvarias crecen o se multiplican antes de pasar a los nuevos huéspedes definitivos, en algunos casos existen reservorios animales o más de un huésped intermediario y en otros es indispensable la presencia de vectores. Los pasos a través de huéspedes o del organismo humano, están regidos por tropismos que llevan a los parásitos por determinadas vías o los hacen permanecer en ciertos lugares. (1,5)

Clasificación

En la clasificación se mencionar toso sin embargo nos centraremos en los que infestan niños con mayor frecuencia y que tienen una repercusión directa en el aparato digestivo, ya que otros parásitos con predominio tisular no serán tratados en esta ocasión.

Protozoos	1. Afectación exclusivamente digestiva: Giardiasis: Giardia lamblia
	2. Afectación digestiva y potencialmente en tejidos:
	   a. Amebiasis: Entamoeba histolytica/dispar
	   b. Criptosporidiasis: Cryptosporidium

Helmintos	1. Nemathelmintos o nematodos o gusanos cilíndricos:
	   a. Afectación exclusivamente digestiva:
	     – Oxiuriasis: Enterobius vermicularis
	     – Tricocefalosis: Trichuris trichiura
	   b. Afectación digestiva y pulmonar:
	     – Ascariosis: Ascaris lumbricoides
	     – Anquilostomiasis o uncinariasis:
	       - Ancylostoma duodenale
	       - Necator americanus
	   c. Afectación cutánea, digestiva y pulmonar:
	     – Estrongiloidiasis: Strongyloides stercoralis

•Helmintos	2. Plathelmintos o cestodos o gusanos planos
	  a. Afectación exclusivamente digestiva:
	    – Himenolepiasis: Hymenolepis nana
	    – Teniasis: Taenia saginata y solium
	  b. Posibilidad de afectación digestiva y potencialmente tejidos:
	    – Teniasis: Taenia solium: Cisticercosis

Fuente: Parasitosis Intestinal (5)

Giardiasis (Giardia intestinalis: G. lamblia y G. duodenalis)
Etiopatogenia: Se trata de la parasitosis intestinal más frecuente a nivel mundial, con distribución universal, conocida como diarrea del viajero. Tras la ingesta de quistes del protozoo, éstos dan lugar a trofozoítos en el intestino delgado que permanecen fijados a la mucosa hasta que se produce su bipartición, en la que se forman quistes que caen a la luz intestinal y son eliminados con las heces. Los quistes son muy infectantes y pueden permanecer viables por largos períodos de tiempo en suelos y aguas hasta que vuelven a ser ingeridos mediante alimentos contaminados. Muy frecuente en niños de zonas endémicas y adultos que viajan a este tipo de lugares.

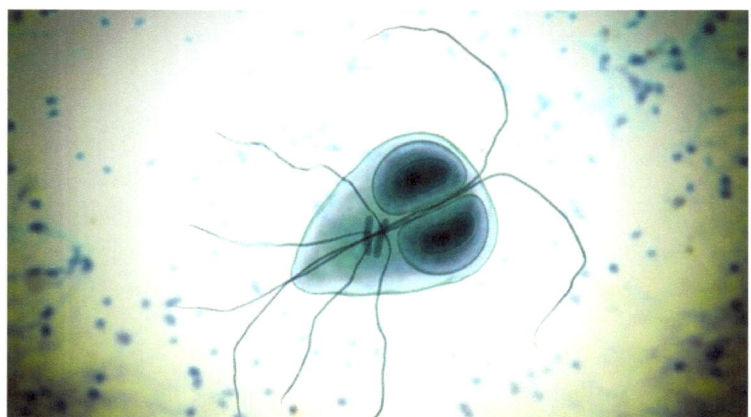

Figura 1. Giardia

Clínica: La sintomatología puede ser muy variada: a) asintomático: más frecuente en niños de áreas endémicas; b) giardiasis aguda: diarrea acuosa que puede cambiar sus características a esteatorreicas, deposiciones muy fétidas, distensión abdominal con dolor y pérdida de peso; y c) giardiasis crónica: sintomatología subaguda y asocia signos de malabsorción, desnutrición y anemia.

Diagnóstico: Determinación de quistes en materia fecal o de trofozoítos en el cuadro agudo con deposiciones acuosas. Es importante recoger muestras seriadas en días alternos, pues la eliminación es irregular y aumenta la rentabilidad diagnóstica. En el caso de pacientes que presentan sintomatología persistente y estudio de heces negativo se recomienda realización de ELISA en heces. Existe también un test de detección de antígenos en heces y a veces se requiere de un estudio de aspirado duodenal concentrado, sobre todo en el estudio de síndromes malabsortivos en los que se requiera descartar otros procesos (1)

Amebiasis (Entamoeba histolytica/dispar)
Etiopatogenia: Tras la ingesta de quistes dentro en alimentos y aguas contaminadas o por déficit de higiene en manos, los trofozoítos eclosionan en la luz intestinal y pueden permanecer en ese lugar o invadir la pared intestinal para formar nuevos quistes tras bipartición, que son eliminados al exterior por la materia fecal y volver a contaminar agua, tierra y alimentos. En el proceso de invasión de la mucosa y submucosa intestinal, producen ulceraciones responsables de parte de la sintomatología de la amebiasis, así como la posibilidad de diseminación a distancia y afectación de otros órganos diana (absceso hepático).

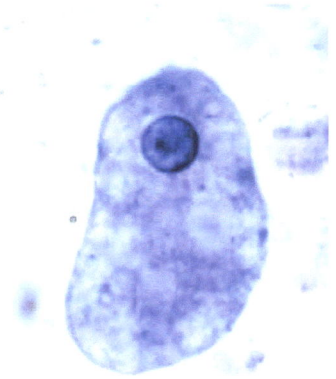

Figura 2. Trofozoito de ameba

Clínica: Muy variada, desde formas asintomáticas hasta cuadros fulminantes:
a. Amebiasis asintomática: representa el 90% del total.

b. Amebiasis intestinal invasora aguda o colitis amebiana disentérica: gran número de deposiciones con contenido mucoso y hemático, tenesmo franco, con volumen de la deposición muy abundante en un principio y casi inexistente posteriormente, dolor abdominal importante, tipo cólico. En casos de pacientes desnutridos o inmunodeprimidos pueden presentarse casos de colitis amebiana fulminante, perforación y formación de amebomas con cuadros de obstrucción intestinal asociados.

c. Amebiasis intestinal invasora crónica o colitis amebiana no disentérica: dolor abdominal tipo cólico con cambio del ritmo intestinal, intercalando periodos de estreñimiento con deposiciones diarreicas, tenesmo leve, sensación de plenitud postprandial, náuseas, distensión abdominal, meteorismo y borborigmos.

Diagnóstico: Mediante visualización de quistes en materia fecal o de trofozoítos en cuadro agudo con deposiciones acuosas. Para diferenciar E. histolytica, ameba patógena, de E. dispar, ameba no patógena que no precisa tratamiento, es necesario una PCR-RT, prueba que solo puede realizarse en algunos en centros especializados. (5)

Blastocitiasis (Blastocystis hominis)
La primera referencia al género Blastocystis fue efectuada en 1911 por Alexieff, quien propuso el nombre de Blastocystis enterocola al organismo observado en humanos. Brumpt, en 1912, denominó B. hominis a las formas eliminadas en las heces humanas.

La infección del humano por el protozoo Blastocystis hominis es de patología es controvertible, ya que en la actualidad no se conoce si B. hominis tiene capacidad de producir daño. Posiblemente en pacientes inmunocomprometidos actúa como un agente oportunista y en algunos casos aislados en inmunocomprometidos presenta patogenicidad selectiva, pero en la mayoría de los casos no es patógeno, es decir, actúa como comensal. Hasta la fecha no existen pruebas experimentales fidedignas que demuestren que B. hominis provoca daño, sin embargo, es mencionado debido a que es de los más prevalentes según la PROPAD. (7)

Oxiuriasis (Enterobius vermicularis)
Etiopatogenia: Helminto de elevada contagiosidad, la hembra del parásito se

desplaza hasta zona perianal, principalmente en las noches, donde deposita sus huevos, que quedan adheridos a la piel o en la ropa, produciendo prurito y escozor, que, con el rascado de la zona, se establecen bajo las uñas y se perpetúa la autoinfección por transmisión fecal-oral.

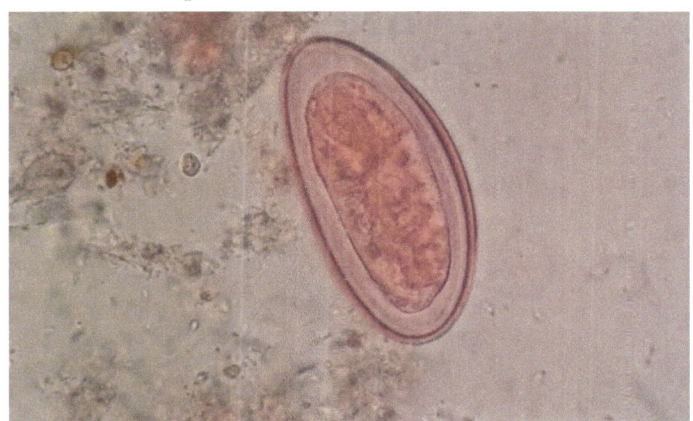

Figura 3. Enterobius vermicularis

Clínica: Mucho más habitual en niños que en adultos, frecuentemente asintomática. Síntomas por acción mecánica (prurito o sensación de cuerpo extraño), invasión genital (vulvovaginitis), despertares nocturnos, sobreinfección secundaria a excoriaciones por rascado, dolor abdominal que en ocasiones puede ser recurrente, localizarse en FID y simular apendicitis aguda. No está demostrada su relación con síntomas que tradicionalmente se relacionan con oxiuriasis como bruxismo, enuresis nocturna o prurito nasal.

Diagnóstico
• Test de Graham: uso de cinta adhesiva transparente por la mañana antes de defecación o lavado. Visualiza los huevos depositados por la hembra en zona perianal.
• Visualización directa del gusano adulto en la exploración anal o vaginal. (5,8)

Tricocefalosis (Trichuris trichiura)
Etiopatogenia Geohelmintiasis producida por la ingesta de huevos embrionados procedente de alimentos, tierra o aguas contaminadas. Las larvas viven y maduran en la región del ciego y colon ascendente, donde

permanecen enclavados a la mucosa, produciendo lesión mecánica y traumática con inflamación local, y desde donde vuelvan a producir nuevos huevos fértiles que son eliminados por materia fecal.

Clínica: Depende del grado de parasitación: desde asintomática, o con dolor cólico y deposiciones diarreicas ocasionales, hasta cuadros disenteriformes con deposiciones muco-sanguinolentas (en inmunodeprimidos) y prolapso rectal, como complicaciones suelen presentar anemia y retardo de crecimiento en niños con infección crónica.

Diagnóstico: Identificación de huevos en materia fecal o mediante colonoscopia se puede visualizar gusanos de 4cm aproximadamente, En casos graves, plantear el diagnóstico diferencial con amebiasis, disentería bacilar y colitis ulcerosa. (9)

Ascariosis (Ascaris lumbricoides)

Etiopatogenia: Es la helmintiasis más frecuente y con mayor distribución a nivel mundial además de ser el nematodo intestinal más grande. Se contrae tras la ingestión de material contaminado con huevos del parasito, las larvas eclosionan y atraviesan el intestino delgado y emigran por vía sanguínea al sistema portal y llegan nivel pulmonar, donde penetran en los alveolos, maduran y ascienden por el árbol bronquial hasta su deglución, llegan de nuevo al intestino delgado, donde se transforman en adultos, producen nuevos huevos, que se eliminan por material fecal.

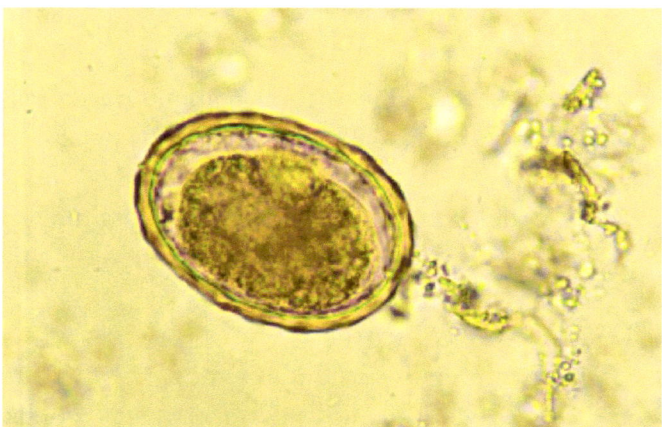

Figura 4. Ascaris Lumbricoides

Clínica:
•**Digestiva:** dolor abdominal difuso (por irritación mecánica) y menos frecuentemente meteorismo, vómitos y diarrea.
•**Respiratorio:** desde sintomatología inespecífica hasta síndrome de Löeffler (cuadro respiratorio agudo con fiebre de varios días, tos y expectoración abundantes y signos de condensación pulmonar transitoria, consecuencia del paso pulmonar de las larvas y una respuesta de hipersensibilidad asociada).
•**Otras:** anorexia, malnutrición, obstrucción intestinal, absceso hepático.
Diagnóstico: Hallazgo del parásito o sus huevos en materia fecal o de las larvas en esputo o material gástrico si coincide con fase pulmonar. (1,9)

Anquilostomiasis O Uncinariasis (Ancylostoma duodenale y Necator americanus)
Etiopatogenia: Los huevos de estos helmintos se eliminan por materia fecal y eclosionan en un terreno favorable a su desarrollo, dando lugar a un tipo de larva que precisa una nueva modificación para obtener capacidad infectante mediante penetración por la piel (A. duodenale también puede provocar infección por ingestión vía oral). Una vez atravesada la piel, se dirigen al sistema venoso o linfático para llegar a sistema cardiaco derecho y circulación pulmonar, penetrar en los alveolos, madurar allí y ascender por vías respiratorias altas para ser deglutidas y alcanzar duodeno y yeyuno, donde se fijan y comienzan a producir nuevos huevos fecundados. Al fijarse en el intestino delgado, los gusanos adultos causan una lesión mecánica que provoca pérdida sanguínea progresiva y crónica.

Clínica:
•**Piel:** "síndrome de Larva Migrans Cutánea": dermatitis pruriginosa, transitoria y recurrente en pies y zonas interdigitales, donde penetran y se desplazan hasta alcanzar el sistema circulatorio.
•**Respiratoria:** desde síntomas inespecíficos a síndrome de Löeffler.
•**Digestiva:** dolor epigástrico, náuseas, pirosis y diarrea ocasionalmente.
•**Síndrome anémico.**

Diagnóstico Hallazgo de huevos del parásito en materia fecal. Clínico: área endémica + síntomas cutáneos y pulmonares + anemia + contacto con tierra. (9)

Himenolepiasis (Hymenolepis nana)

Etiopatogenia: El hombre puede ser tanto huésped intermedio como definitivo para la parasitación por este cestodo de pequeño tamaño. Los huevos son ya infectantes al salir por la materia fecal y son ingeridos mediante prácticas de escasa higiene. Los huevos alcanzan el duodeno, donde se adhieren a la mucosa intestinal y penetran en la mucosa, obteniendo la forma de cisticercoide. Posteriormente podrá pasar de nuevo a la luz intestinal y formar el parásito adulto con capacidad productora de huevos.

Clínica: Producen síntomas digestivos, generalmente leves, como dolor abdominal, meteorismo, diarrea y bajo peso si la infección es crónica.

Diagnóstico: Eosinofilia si está circulante, lo habitual es que curse sin eosinofilia. Visualización de huevos en materia fecal, lo cual permite hacer diagnóstico etiológico de las tres helmintiasis ya que comparten características semejantes con Dipylidium y H.diminuta. El número de huevos encontrado está directamente relacionado con el grado de parasitación. (1)

Teniasis (Taenia saginata y solium)

Etiopatogenia: El ser humano puede actuar con este parásito como huésped intermediario o definitivo. El huesped parasitado elimina proglótides y huevos en la materia fecal, que son ingeridos por animales (cerdo en T. solium y ganado vacuno en T. saginata), en los que se forman cisticercos en músculo estriado que son posteriormente ingeridos por el hombre mediante carnes mal preparadas. Estas se trasladan al intestino delgado, donde se adhiere a la pared, crece y comienza a producir de nuevo proglótides y huevos. La mayoría son infecciones únicas, producidas por una tenia solamente.

Clínica: Síntomas digestivos escasos, de tipo irritativa mecánica, e inespecífica: meteorismo, náuseas, dolor abdominal, etc. Puede ocurrir la salida de proglótides a nivel anal con molestia y prurito perineal, así como la observación del deslizamiento de las mismas por los miembros inferiores, dejando un líquido lechoso muy pruriginoso y muy rico en huevos.

Diagnóstico: Mediante la observación por parte del paciente de salida de proglótides en heces. Visualización de proglótides en materia fecal. (5)

Tratamiento

Para el tratamiento depende del tipo de parasitosis en donde se establecerá una relación de acuerdo tipo de parásitos para ver que medicamento y en que concentración es más factible, en qué cantidad de infesta del mismo y la dosis será administrada de acuerdo al peso y talla de la persona. El objetivo del tratamiento antiparasitario es erradicar el microorganismo de manera rápida y completa. Sin embargo, con frecuencia los fármacos y los regímenes terapéuticos utilizados pretenden disminuir la carga parasitaria y evitar las complicaciones sistémicas de las infecciones crónicas. Debido a la toxicidad debe valorarse en cada caso. (1,5,8,9)

Patógeno	Fármaco	Dosis (mg/kg/día)	Intervalo dosis	Vía	Duración días
Giardia lamblia	Metronidazol	15	8	oral	7
	Tinidazol	50	24	oral	2
	Quinacrina	6	8	oral	7
	Albendazol	400 mg/dosis	24	oral	5
Entamoeba histolytica en Portador asintomático	Paramomicina	25-35	8	oral	7 a 10
	Yodoquinol	30-40	8	oral	20
Entamoeba histolytica en Colitis amebiana	Metronidazol	30-50	8	oral	10
	Tinidazol + Paramomicina	50 (máx 2 g)	24	oral	3
Oxiuros por Enterobius vermicularis	Pamoato de pyrantel	11	24	oral	1 día (repetir dosis en 2 semanas)
	Mebendazol	100 mg/dosis	24	oral	1 día (repetir dosis en 2 semanas)
Trichuris trichiura	Mebendazol	100 mg/dosis	12	oral	3
	Albendazol	400 mg/dosis	24	oral	1
Ascaris lumbricoides	Mebendazol	100 mg/dosis	12	oral	3
	Pamoato de pirantel	11	24	oral	3
	Albendazol	400 mg/dosis	24	oral	1

Ancylostoma duodenale y Necator americanus	Mebendazol	100 mg/dosis	12	oral	3
		500 mg/dosis	24	oral	1
	Albendazol	400 mg/dosis	24	oral	3 a 5
Hymenolepis nana	Prazicuantel	25	24	oral	1 día y repetir a la semana
	Niclosamida	1er día: 40 después: 20	24	oral	7
	Albendazol	400 mg/dosis	24	oral	1
Taenia solium	Prazicuantel	5-10.	24	oral	1
Taenia saginata	Niclosamida	50	24	oral	1

BIBLIOGRAFÍA

1. Botero D, Marcos R. Parasitosis Humanas 5° edición. Colombia: Corporación para investigaciones biológicas;2012.
2. Lucero T, Álvarez L, Chicue L, López D, Mendoza C. Parasitosis intestinal y factores de riesgo en niños de los asentamientos subnormales, Florencia-Caquetá, Colombia. Rev Fac Nac Salud Pública. 2015;33(2):171–80
3. Jacobsen K, Ribeiro P, Quist B, Rydbeck B. Prevalence of intestinal parasites in young Quichua children in the highlands of rural Ecuador. J Health Popul Nutr. BioMed Central; 2007 Dec; 25(4):399–405
4. Instituto Nacional de Investigación de Salud Pública. "Alcance y resultados preliminares: diagnóstico de las enteroparasitosis en el ecuador". PROPAD: Septiembre 2017, Available from: https://www.investigacionsclud.gob.ec/webs/propad/wp-content/uploads/2017/10/Bolet%C3%ADn-7-Comunicacion-2.pdf
5. Medina C, Mellado P, García H, Piñeiro P, Martín F. Parasitosis Intestinal. [en línea]Asociacion Española de pediatría, 2014 Available from: https://www.aeped.es/sites/default/files/documentos/parasitosis_0.pdf
6. Lenin G, Gabriela A. Jessica F. Katherine S. Presencia de parasitosis intestinal en una comunidad escolar urbano marginal del ecuador. CIMEL 2017; 22(2) 52-56. Available from: https://www.cimel.felsocem.net/index.php/CIMEL/article/view/953/419.
7. Werner L. Parasitologia Humana [en línea] McGRAW-HILL INTERAMERICANA EDITORES, S.A. de C.V.2013[citado:2020 febrero 2]Capitulo 19 Blastocistiasis Available from: https://accessmedicina.mhmedical.com/book.aspx?bookid=1445 #96517079
8. OPS:Organización Panamericana de la Salud. Un llamada a la accion: Hacer frente a los helmintos transmitidos por el suelo en América Latina y el Caribe. [Internet]; 2011 [cited 13 08 2016]. Disponible en: http://www.globalnetwork.org/sites/default/files/Accion%20sobre%20Parasitos%20Intestinales%203%202011.pdf.
9. Werner A. Infecciones por parásitos más frecuentes y su marejo[en línea] REV. MED. CLIN. CONDES - 2014; 25(3) 485-528 Available from: https://www.elsevier.es/es-revista-revista-medica-clinica-las-condes-202-pdf-S0716864014700653

CAPÍTULO 4

Autor: Dra. María José Mancero Rodríguez
Coautor: Dra. Andrea Michelle Castillo González
Infección De Vías Urinarias

Definición
La infección del tracto urinario es la más frecuente de todas las infecciones bacterianas, independientemente de la edad. Es también una de las causas más comunes de hospitalización en personas adultas y la indicación más común para la prescripción de antibióticos en el cuidado primario. (1)

Las infecciones del tracto urinario bajo comprenden la uretra y la vejiga, ocasionando uretritis y cistitis, siendo esta la más común; y las infecciones del tracto urinario alto involucran a los uréteres y riñones ocasionando pielonefritis y ureteritis. (3,6)

Infección Urinaria no complicada: la mayoría de las IVUs son no complicadas y se definen como una infección en una mujer sana, en edad fértil con un tracto urinario de estructura y función normales. Raramente ocurre en hombres, pero cuando aparece estás son consideradas como infecciones complicadas. (6)

Infección Urinaria complicada: se consideran IVUs complicadas cuando están asociadas con alguna condición que incrementa el riesgo de falla en el tratamiento. Estas condiciones son: embarazo, diabetes, VIH, inmunosupresión, infección de un patógeno multiresistente, malformaciones del tracto urinario, insuficiencia renal, trasplante renal, obstrucción del tracto urinario, sonda vesical, nefrostomía, etc.(6)

Infección urinaria recurrente: se define como 2 infecciones no complicadas en menos de 6 meses o 3 infecciones en menos de 12 meses. (6)

Bacteriuria asintomática: se define como la presencia de bacterias en una muestra de orina, recolectada adecuadamente, en un paciente sin ningún otro síntoma o signo de IVU. Usualmente no necesita tratamiento antimicrobiano. Es más común en mujeres y personas adultas. (3,6)

Epidemiología
Se estima que el 40% de las mujeres y el 12% de los hombres presentarán por lo menos, un episodio de IVU en su vida adulta. La bacteriuria asintomática se encuentra en el 1 a 2% de niñas en edad escolar y en el 5% de mujeres adultas, siendo rara en varones. La cistitis aguda no complicada es la forma más común de IVU sintomática, afectando al 40% de mujeres en algún punto de su vida y representa el 25% de infecciones en personas mayores. Un tercio de los pacientes que desarrollan IVU tendrán infecciones

recurrentes. La infección sintomática es menos común en varones. (2,3) El patógeno más común, asociado a IVU es la Escherichia coli (más del 80%), seguido de Sthapylococcus saprophyticus. A pesar de que estos dos microorganismos ocasionan la mayoría de infecciones complicadas y no complicadas, otros bacilos gram negativos como Klebsiella y Proteus mirabilis y bacterias gram positivas como enterococos y estreptococos del grupo B, pueden producir esta infección. (4)

Fisiopatología
Para que se produzca una infección, esta depende del equilibrio entre el estado del huésped y de la virulencia del uropatógeno, de forma que ciertos microorganismos en momentos determinados, pueden producir infecciones de orina. Los microorganismos pueden alcanzar el tracto urinario por vía hematógena, linfática y por ascenso retrógrado, siendo esta la vía de colonización más frecuente. (1,2)

Normalmente, la colonización por uropatógenos es inhibida por la flora bacteriana normal que incluye Staphylococcus espidirmidis, lactobacilus y corynebacterias, cuando esta barrera se rompe, los uropatógenos usan sus fimbrias para ascender a través de la uretra a la vejiga y riñones. Su resultado es una respuesta inflamatoria que habitualmente se presenta en la clínica con: frecuencia, urgencia, disuria, piuria y bacteriuria asociada. La presencia de fiebre sugiere una infección parenquimatosa. (3,5) La corta longitud de la uretra y su proximidad con el meato urinario explica la mayor tasa de incidencia de IVU en mujeres. (3)

Cuadro Clínico
El tipo y la localización de la infección, con frecuencia determinan los signos y síntomas en los pacientes.

Bacteriuria asintomática: es la presencia de >105 UFC por ml de orina en ausencia de otros síntomas de infección. (3)
Cistitis: la infección de la vejiga es la forma más común de IVU, típicamente se presenta con disuria, frecuencia, urgencia, dolor supra púbico y hematuria. Estos síntomas típicos, cuando se presentan, son suficientes para diagnosticar cistitis. Síntomas sistémicos como fiebre, náusea y vómito pueden ocurrir. (3)

Pielonefritis: esta infección involucra el parénquima renal debido al ascenso de bacterias desde la vejiga. Además de los síntomas locales como dolor lumbar, hematuria y posibles síntomas de cistitis (presentes en el 50% de los casos), los síntomas y signos sistémicos son comunes y frecuentemente severos que incluyen fiebre, escalofríos, vómito y en casos más graves pueden presentar shock séptico. (3)

Uretritis: esta se presenta con disuria y secreción uretral. Es predominantemente una infección de transmisión sexual causada por Neisseria gonorrhoeae, Chlamydia trachomatis, Mycoplasma genitalium o Trichomona vaginalis. (3)

Prostatitis: esta infección puede ser aguda o crónica, dependiendo de la duración de los síntomas y representa la causa más común de IVU en varones. Se presenta comúnmente con dolor perineal o escrotal, frecuencia, urgencia y disuria. (3)

Diagnóstico

La base de un diagnóstico se enfoca en la correcta realización de la historia clínica, en donde además de investigar los factores de riesgo existentes, se deberá determinar si los siguientes síntomas y/o signos están presentes:
- Fiebre
- Urgencia y frecuencia urinaria
- Disuria
- Dolor abdominal
- Cambios en el olor, color y consistencia de la orina (6)

Examen físico

Debe incluir una evaluación de la sensibilidad supra-púbica, dolor en flanco y sensibilidad en el ángulo costo-vertebral con enfoque en la diferenciación entre infección de vías urinarias bajas o altas. Pacientes con cistitis usualmente presentan sensibilidad supra-púbica y se quejan de dolor abdominal bajo a la palpación. (6)

Los pacientes con pielonefritis usualmente presentan los siguientes síntomas y signos:
- Náusea
- Vómito
- Fiebre

- Escalofríos
- Dolor en flanco, en región lumbar
- Sensibilidad costo-vertebral (6)

En mujeres, hay que tener especial precaución debido a que pueden presentar además de disuria, síntomas como secreción vaginal y en este caso es importante descartar cervicitis, EPI o vaginitis a través del examen físico.

Exámenes de laboratorio
Uroanálisis

Un diagnóstico preciso, requiere de la correcta toma de muestra de orina evitando la contaminación. Tres técnicas han sido aceptadas: toma de muestra del chorro medio de orina, aspiración supra-púbica o a través de un catéter vesical. El uroanálisis es comúnmente realizado a través de una tirilla reactiva, la cual debe permanecer en contacto con la muestra de 30s a 1 min en donde se valorarán los siguientes indicadores (6)

- Hematuria
- Nitritos
- Esterasa leucocitaria
- Proteinuria

La presencia de hematuria, nitritos y esterasa leucocitaria son altamente sugestivos de IVU. (6) El uso de tirillas reactivas tiene la misma sensibilidad y especificidad que el análisis microscópico de orina y su costo es bajo y de fácil acceso. (4) Sin embargo, no se recomienda su uso en personas >65 años debido al alto índice de falsos positivos, a cambio de esto se recomienda realizar un cultivo de orina si la persona está sintomática o se planea manejo antibiótico. (3)

Urocultivo

Un uroanálisis positivo en pacientes con infección de vías urinarias no complicada es suficiente para el diagnóstico, sin embargo la realización de un urocultivo determina el diagnóstico definitivo de IVU en pacientes con las siguientes condiciones:

- Embarazadas
- Pacientes donde el tratamiento empírico falló
- infecciones del tracto urinario superior
- Infección de vías urinarias recurrentes

Los criterios diagnósticos para bacteriuria asintomática, cistitis no complicada e infección de vías urinarias asociadas a catéter, se detallan en la Tabla 1. (6)

Tabla 1. Criterios diagnósticos para BA, Cistitis no complicada e IVU asociada a catéter urinario, basados en un urocultivo.

Bacteriuria asintomática	Cistitis no complicada	IVU asociada a catéter
- 2 muestras consecutivas de orina en mujeres con >10^5 UFC/ml de la misma cepa bacteriana.	- >10^3 UFC/ml en una muestra de orina, en un paciente con signos y/o síntomas de IVU.	>10^3 UFC/ml en una muestra de orina, en un paciente con signos y/o síntomas de IVU.
- 1 muestra de orina en varones con >10^5 UFC/ml de 1 especie bacteriana.		
- 1 muestra de orina cateterizada en mujeres o varones con >10^2 UFC/ml de 1 especie bacteriana.		

Fuente: Current Diagnosis and Management of Urinary Tract Infections

Tratamiento

Medidas generales

Dentro del tratamiento de la infección de vías urinarias, en primer nivel de atención es importante brindar ciertas recomendaciones con la finalidad de lograr el tratamiento exitoso de esta patología:
- Ingesta adecuada de líquidos
- Aseo adecuado de la zona genital, sin necesidad de usar jabones íntimos
- Uso de ropa de algodón en mujeres
- Cumplimiento adecuado del esquema antibiótico para evitar fallas en el tratamiento e incluso resistencia bacteriana

Tratamiento específico

La historia natural de la cistitis consiste en la resolución de los síntomas entre 4 a 7 días. Para la elección de un tratamiento específico es necesario tener en cuenta cuales son los agentes patógenos más comunes, el patrón de resistencia local, la gravedad de la enfermedad y los efectos adversos.

Es importante considerar que cuando el patrón de resistencia de un determinado agente es menos del 20%, el tratamiento se considera adecuado para infecciones del tracto bajo y si la resistencia es menos del 10%, el tratamiento es adecuado para infecciones del tracto superior. (4,6

Cistitis aguda (Tabla 2)

Tabla 2. Manejo de la Cistitis aguda no complicada y complicada.

No complicada	Complicada
Nitrofurantoína 100 mg vía oral cada 12 horas por 5 días.	Ciprofloxacina 500 mg vía oral cada 12 horas por 7 días
Trimetropin/Sulfametoxazol 160/800 mg vía oral cada 12 horas por 3 días	Levofloxacino 500 mg vía oral cada 12 horas por 7 días.
Fosfomicina 3 gr vía oral una sola dosis	
Cefuroxima 500 mg vía oral cada 12 horas por 3 a 7 días	

Fuente: The emergency deparment. Diagnosis and management of urinary tract infection.
Elaborado por: Md. María José Mancero

Pielonefritis (Tabla 3)

Tabla 2. Manejo de la Pielonefritis no complicada y complicada

No complicada	Complicada
Ciprofloxacina 500 mg vía oral cada 12 horas por 7 días	Referencia desde primer nivel para ingreso hospitalario.
Cefalexina 500 mg vía oral cada 8 horas por 10 a 14 días	Valorar el estado hemodinámico del paciente.

Fuente: The emergency deparment. Diagnosis and management of urinary tract infection.
Elaborado por: Md. María José Mancero

Bacteriuria asintómatica

El tratamiento antibiótico no está indicado, excepto en mujeres embarazadas y en pacientes que van a ser sometidos a un procedimiento quirúrgico. en embarazadas el tratamiento recomendado es Nitrofurantoína 100 mg vía oral cada 12 horas o Fosfomicina 3gr vía oral en dosis única.

Conclusiones

- Las infecciones del tracto urinario son una de las patologías más frecuentes en el primer nivel de atención.
- Es importante realizar una correcta anamnesis y examen físico que nos oriente hacia el diagnóstico adecuado y la identificación de una infección del tracto urinario inferior o superior.
- El diagnóstico de la cistitis no complicada es netamente clínico, sin embargo se podría realizar un uroanálisis o usar tirillas reactivas que nos confirmen el diagnóstico.
- La realización de un urocultivo está reservado para pacientes que se encuentren en situaciones especiales.
- La elección del tratamiento dependerá principalmente del agente etiológico más común además de la resistencia local y los posibles efectos adversos.

BIBLIOGRAFÍA

1. Masajtis-Zagajewska, A., & Nowicki, M. (2017). New markers of urinary tract infection. Clinica Chimica Acta, 471, 286–291.
2. Fundación Ginebrina para la Formación y la Investigación Médica. Guía de práctica clínica para la infección de vías urinarias en el adulto 2018 [Internet]. Disponible en: https://www.gfmer.ch/Guidelines/Infecciones_urinarias_es/Infecciones_urinarias_mt.htm
3. Glover, E. K., & Sheerin, N. S. (2019). Urinary tract infection. Medicine.
4. Long, B., & Koyfman, A. (2018). The Emergency Department Diagnosis and Management of Urinary Tract Infection. Emergency Medicine Clinics of North America.
5. Borja M, Campos J, Franco E, Suárez A, Aso J, Arreo V, et al. Infecciones Urinarias. 9^a ed. Madrid: Marbán; 2017
6. Solh, T., Thomas, R., & Roman, C. (2017). Current Diagnosis and Management of Urinary Tract Infections. Physician Assistant Clinics, 2(2), 191–205.
7. De Cueto, M., Aliaga, L., Alós, J.-I., Canut, A., Los-Arcos, I., Martínez, J. A., ... Pigrau, C. (2017). Executive summary of the diagnosis and treatment of urinary tract infection: Guidelines of the Spanish Society of Clinical Microbiology and Infectious Diseases (SEIMC). Enfermedades Infecciosas y Microbiologia Clinica (English Ed.), 35(5), 314–320. doi:10.1016/j.eimce.2017.03.021
8. Waller, T. A., Pantin, S. A. L., Yenior, A. L., & Pujalte, G. G. A. (2018). Urinary Tract Infection Antibiotic Resistance in the United States. Primary Care: Clinics in Office Practice, 45(3), 455–466. doi:10.1016/j.pop.2018.05.005

CAPÍTULO 5

Autor: Dra. Sofía Salem Gómez
Litiasis Renoureteral

Definición
Formación y presencia de cálculos en cualquier parte del trayecto urinario que involucra riñón, uréter, vejiga, uretra en ambos sexos, próstata y vesículas seminales en el caso de los hombres. (1, 2)

Causan dolor los cálculos que están localizados y causan obstrucción del paso de la orina a través del trayecto ureteral, vejiga y uretra hacia el exterior, los que están localizados fuera de éstas regiones pueden ser asintomáticos toda la vida y solo causan síntomas u obstrucción en el caso de acúmulo de cálculos, o inflamación crónica o formación de tumores. (1,2)

Epidemiologia
Patología sumamente frecuente, aproximadamente, del 5-12% de la población de los países industrializados padece algún episodio sintomático antes de los 70 años de edad, con una incidencia algo inferior en Asia (1-5%) (1,2)

Se estima que el 12% de la población en general presentará cólico renal en algún momento de la vida, con una tasa de recurrencia a los 5 años del 50%. Existe historia familiar de litiasis renal en el 25% de los pacientes con cólico renal recurrente, esto triplica el riesgo de desarrollar complicaciones y secuelas. Aproximadamente el 15-20% de los pacientes con cálculos renales serán hospitalizados. No existe una base de datos de Litiasis renal y cuáles son los diferentes métodos de diagnóstico vigentes en Ecuador. Según el Instituto Nacional de Encuestas y Censos del Ecuador (INEC), en el año 2019, existen registros acerca de un promedio de egresos de 3.542, siendo las provincias de Pichincha, Guayas y Manabí los que tuvieron el mayor reporte de pacientes con litiasis reno ureteral. (3)
- De acuerdo al grupo etáreo y género
- Prevalencia 15% en Hombres y 10% mujeres
- Más frecuente entre los 30 a 60 años de edad
- Recidiva en el 40 por ciento de los casos con un intervalo de 2 a 4 años
- Son más frecuentes los cálculos de oxalato cálcico en un 65% de la población estudiada.

Fisiopatología

Existen complejos mecanismos físico-químicos necesarios para la formación de los cálculos

Primera etapa: es la de sobresaturación de la orina.
Segunda fase: es la de germinación cristalina.
Tercera etapa: aumento de tamaño de las articulas formadas, ya sea por el crecimiento de los cristales o por la agregación de éstos entre sí.
Cuarta etapa: es la de nucleación del cálculo, se produce la retención de una o varias de las partículas formadas en un túbulo renal, en la pared de una papila o en las vías urinarias.

A partir del núcleo así constituido el cálculo crecerá por cristalización local o por aumento de tamaño de los cristales formados por encima del grado de sobresaturación urinaria. (2,4)

Se han identificado tres vías que conducen a la formación de los cálculos:
- Sobrecrecimiento de las placas intersticiales de apatita (como en el caso de la formación idiopática de cálculos de oxalato cálcico, el hiperparatiroidismo primario, o en la oxalosis)[3]
- Depósitos en forma de cristales en los túbulos (casi todas las causas de litiasis) [3]
- Cristalización libre en solución (como en el caso de la cistinuria e hiperoxaluria) [6].

La critalizacion puede darse a su vez por estos mecanismos:
- Aumento de la concentración urinaria de los componentes del cristal (calcio, oxalato, fosfato, ácido úrico o cistina) o disminución de la diuresis.
- Modificaciones en el pH urinario: un pH urinario bajo favorece la formación de cálculos de ácido úrico pues su pK en orina es 5,5. Sin embargo, un pH alcalino favorece la génesis de los de fosfato cálcico.
- Disminución o cambios en la concentración de inhibidores urinarios de la cristalización o de la agregación cristalina (hipocitraturia). (1,4)
- En atención primaria se deben investigar las siguientes causas en litiasis ureteral y tomar en cuenta los pacientes con cuadros recidivantes para de acuerdo al posible origen realizar en tratamiento.

Tipos de Cálculos urinarios y factores de riesgo para la formación

Existe litiasis cálcica y litiasis no cálcica (litiasis de fosfato amónico magnésico, litiasis de ácido úrico, litiasis de cistina). (7)

Litiasis Cálcica

Oxalato cálcico: causa más frecuente de litiasis. Representa el 75% de todos los casos, se produce por un desequilibrio entre componentes urinarios promotores e inhibidores, orina sobresaturada, excreción excesiva de calcio, otras causas hiperparatiroidismo primario, la hipercalciuria idiopática, la acidosis tubular renal, la hiperoxaluria, la hipocitraturia, la hiperuricosuria y la litiasis idiopática, más frecuencia en sexo femenino, puede ser idiopática cursa con normocalcemia e hipercalciuria. Se transmite con carácter autosómico dominante y representa la causa más frecuente de litiasis renal en países industrializados. Varones y mujeres mismas predisposición.(7)

Fosfato Cálcico: La acidosis tubular renal se caracteriza por un aumento en la excreción de calcio y fósforo, orina alcalina y concentración urinaria baja de citratos, lo que provoca la formación de cálculos de fosfato cálcico.

Oxalato cálcico: El oxalato presente en la orina proviene de la producción endógena y de la absorción intestinal excesiva a partir de los alimentos. Son alimentos ricos en oxalato las espinacas, los guisantes, las endivias, las acelgas, el té verde y el cacao. (2,6)

La hiperuricosuria es responsable de la formación de cálculos oxalato cálcicos Suele aparecer en sujetos que ingieren grandes cantidades de proteínas, lo que aumenta la síntesis de ácido úrico y disminuye el pH de la orina, presenta unas altas tasas de recurrencia.

No cálcicas

Fosfato de Amonio: más conocida como litiasis de estruvita, constituye el 15% de las Urolitiasis, se forman cuando el tracto urinario está infectado por bacterias productoras de ureasa, que hidrolizan la urea y la transforman en amoníaco y dióxido de carbono. Este proceso produce una alta concentración de bicarbonato y alcaliniza el pH, lo que favorece la formación de cálculos. Los gérmenes implicados son cepas bacterianas pertenecientes a los géneros Proteus, Pseudomonas, Providencia, Klebsiella, Staphylococcus y

Micoplasma; así pues, ante una infección producida por cualquiera de estos gérmenes es fundamental controlar el pH de la orina y descartar la presencia de un cálculo renal.

Estruvita: éstos cálculos crecen y se ramifican rápidamente, provocando obstrucción, e incluso, insuficiencia renal; además, es característico que se alojen grandes cálculos en la pelvis renal y se formen cálculos en asta de venado. (2,6)

Ácido úrico: representa un 5% de las litiasis totales. Los principales determinantes de la sobresaturación urinaria con respecto al ácido úrico son el pH de la orina, la hiperuricosuria y el volumen urinario. tienen un tamaño variable y suelen ser transparentes a los rayos X, no son visibles en radiografías simples de abdomen, aparece en pacientes con gota, trastornos mieloproliferativos, pérdidas rápidas de peso corporal o en tratamiento con quimioterapia. (2,6) Alteraciones gastrointestinales tales como los estados diarreicos y las enfermedades inflamatorias crónicas producen un aumento de la concentración urinaria de ácido úrico por una disminución del volumen de orina debida a deshidratación y disminución del pH urinario por pérdida de bicarbonato a través de las heces. Fármacos como el probenecid o los salicilatos a dosis elevadas, así como los contrastes yodados, producen hiperuricosuria al disminuir la reabsorción de ácido úrico en el túbulo renal. (2,6)

Cistina: sólo afecta a un 1-2% de los pacientes litiásicos, concretamente este tipo de litiasis se da en los enfermos que presentan el trastorno genético denominado cistinuria, que se caracteriza por un defecto en el transporte tubular de aminoácidos dibásicos (cistina, ornitina, lisina y arginina), su vez provoca que grandes cantidades de cistina se excreten en la orina, incrementándose la concentración y favoreciéndose la producción de cálculos, producen una destrucción renal progresiva. (1,6)

Cuadro Clínico
• Dolor renal

Está generado por una distensión de la cápsula renal

• Cólico renal

Está generado por distensión del sistema colector y/o uréter, desencadenado por obstrucción

Urinaria, es un dolor abrupto, agudo, intenso, lancinante, irradia desde la región lumbar hacia genitales, puede o no tener síntomas urinarios específicos acompañantes, generalmente se presenta hematuria macroscópica o microscópica. El cólico renal no modifica en ninguna posición (1)

Diagnostico
El cuadro clínico es mandatorio e importante
Si se puede administrar ante cualquier dolor confuso, analgésicos primero tipo paracetamol, de inicio, no se debe usar antiespasmódicos o aines sin haber comprobado que sea un cuadro urinario, o cuando el paciente tenga un dolor difuso y confuso no bien localizado pero con características urinarias, en administrar un analgésico tipo paracetamol, ayuda a localizar mejor el dolor en el paciente cuando se lo tiene en observación por periodos cortos de tiempo, si el cuadro al ceder de forma generalizada llega a localizarse en región lumbar e irradia a genitales el diagnóstico se vuelve más preciso.

- Existen Diagnósticos diferenciales para la litiasis reno ureteral que no se deben descartar
- Dependiendo de la localización el dolor, el tiempo de evolución, los antecedentes y el tipo de dolor ya detallado. (2,6)
- Apendicitis
- Torsión de Quiste ovárico
- Obstrucción intestinal
- Embarazo Ectópico
- Enfermedad Divertículo
- Colecistitis
- Hernia inguinal
- Tumores óseos lumbares y sacros
- Infección de tracto urinario complicada
- Pielonefritis con o sin obstrucción

Los examines de laboratorio complementarios de primera instancia son el elemental y microscópico de orina, (EMO) recogido en la paciente que sea ha realizado un aseo previo de la zona vaginal, por cateterismo en niños menores de 2 años o mayores de 65 que no tienen autonomía motora, y usando un tampón en mujeres que estén presentando la menstruación y que coincida con un episodio renal o en el caso de no usar tampón se prefiere un aseo adecuado y muestra por cateterismo vesical previa ducha vaginal y aseo con cloruro de sodio al 0,9% de la región vaginal, es importante el EMO para verificar hematuria microscópica (2,6)

Una vez obtenido el Elemental y Microscópico de orina se debe analizar lo siguiente:
- Si tiene o no Hematuria según los parámetros de laboratorio en donde se analice el pedido.
- Si tiene Solo Hematuria es más probable que se trate de un cálculo y sumando la clínica del paciente. (2,6)
- Si tiene Hematuria y Bacterias o presencia de nitritos es importante siempre solicitar un cultivo de orina por la fisiopatología del cuadro y para dar un manejo adecuado
- Si tiene solo Bacterias pero sin hematuria nuevamente basarnos en la clínica del paciente y dada la primera dosis analgésica que no altere la evolución natural de la enfermedad, manejar como infección de tracto urinario y revalorar a las 24 horas especialmente si se encuentra en un centro de salud Rural y no tiene acceso a pruebas de imagen complementarias. (2,6)
- Si la sospecha de Urolitiasis es alta referir al paciente a un centro de mayor complejidad para realización de Uro tomografía, Valoración por Urología, y descartadas otras causas de abdomen agudo enviar con analgesia Tipo Tramadol si no presenta alergias hasta que sea atendido en el sitio de derivación final. (7)

Los exámenes complementarios de imagenología
Eco renal: ayuda a valorar únicamente parénquima renal – cálculos renales tiene un 45 %e 95% de sensibilidad, pero no sirve para ver cálculos en la vía urinaria, sin embargo si tiene cálculos en el parénquima renal y tiene clínica de Urolitiasis es muy posible se trata de un episodio de Urolitiasis, éste examen no es mandatorio pero se debe realizar cuando no se tiene disponibilidad cercana de Tomografía.
Eco de fosa iliaca derecha y pelvis: (fosa iliaca y pelvis) se debe realizar en todo paciente con abdomen sospechoso en el que haya realizado un examen físico minucioso y que aun así tenga dudas por sospecha de abdomen agudo,

puede presentarse dos patologías de forma simultánea y se deberá resolver la urgente o que podría perjudicar al paciente de forma más temprana.

Rx abdomen una posición: se ven cálculos radiopacos en 90%, y radiolúcidos 20%, pero no se observan todos los tipos d cálculos, podría servir para analizar la distribución del patrón intestinal nuevamente si se sospecha de patologías sobreañadidas, pero no se recomienda de uso rutinario. A menos que tenga precedentes de visualización de cálculos previamente de esa forma y en el paciente seleccionado. (2, 6)

Urotac simple: es el GOLD Estándar para visualización de parénquima renal, trayecto ureteral, fosa iliaca derecha, pelvis tiene una sensibilidad de 75% y especificidad de 99%, en sitios accesibles se debe realizar éste examen, y es importante realizar con la vejiga llena para permitir distensión de la misma y observación de litos que pueden estar en su contenido. (2,6)

En cualquier caso ante la sospecha de Urolitiasis o Urolitiasis confirmada complementar con Biometria Hemática, Quimica sanguínea con creatinina para valoración de función ranl y Tiempos de coagulación en el caso de comprobación de paciente que amerite resolución quirurgiac.

Tratamiento

Depende del tipo de lito encontrado, localización, edema del tejido adyacente y tipo de paciente. El paso espontáneo del cálculo depende del tamaño, la localización, la forma y el edema asociado.

- Cálculos de 4 a 5 mm probabilidad de paso del 50%
- Cálculos mayores de 6 mm probabilidad de paso de 5 %
- Cálculos mayores de 6 milímetros
- Con ectasia pielocalicial síntomas y signos de gravedad,
- Leucocitosis > 15,000
- Hematuria importante o macroscópica
- Alteración de la Creatinina
- Comorbilidades, Monoreno
- -Cálculos menores de 6 mm
- Con o sin ectasia pielocalicial
- Síntomas y signos controlados por analgesia convencional
- Sin mal estado general
- Sin signos de gravedad y hematuria no importante
- Tratamiento ambulatorio y revaloración en 72 horas o signos de alarma.

- Interconsulta A Urología

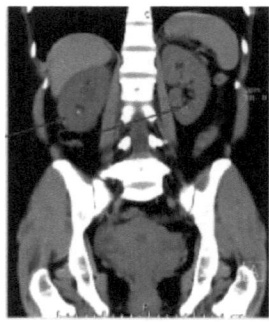
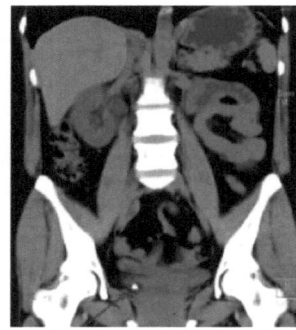
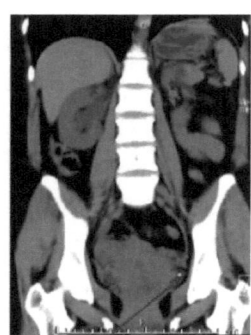

Imágenes tomadas de Hospital San Francisco de Quito IESS 2019
Localizacion en polo inferior tamaño 3,0 mm 2. Localizacion unión ureterovesical tamaño 6,7 mm 3. Localizacion en vejiga tamaño 4,0 mm

Tratamiento Ambulatorio
Analgésico Antinflamatorio: Ibuprofeno, Diclofenaco, Metamizol cada 8 horas por 3 días
Relajante del musculo liso: Tamsulosina: 0,4 miligramos vía oral cada día 5 días
En casos analizados
Definir si requiere manejo antibiótico o cuando existe pielonefritis o infección de tracto urinario asociada , en paciente hemodinámicamente estable y revaloración en 72 horas.
Alcalinizantes vía oral.
Tamizar la orina
Control por consulta externa de urología para filiación de causas asociadas a nefro- Urolitiasis, y en casos repetitivos.
Espasmolítico: Butilbromuro de hioscina y butilbromuro de escopolamina solo en manejo inmediato pero no expulsivo ya que inhibe el peristaltismo ureteral, y aumenta el íleo intestinal causado por reflejo vagal.
Dosis
- Diclofenaco 75 miligramos intramuscular
- Ibuprofeno 600mg vía oral
- Metamizol 1 a 2 gramos infusión lenta en 20 minutos
- Alternativa si no cede Dolor Ketorolaco 30 mg Intravenoso
- Metamizol 1 a 2 gramos infusión lenta en 20 minutos

- Metoclopramida 10 miligramos para contrarrestar efecto de Nausea
- Paracetamol 1 gramo Intravenoso
- Tramal 50 miligramos Intravenoso

Y análisis en todos los casos si no existe contraindicaciones de uso de fármacos, debe apoyarse en un médico de mayor experticia en el caso de dudas diagnosticas o del tratamiento, antes de cometer imprudencias, y consulte las guías clínicas de tratamiento actualizado, para su país o región.

Tratamiento de especialidad ya no corresponde a Atención Primaria en salud sin embargo se debe conocer a breves rasgos.

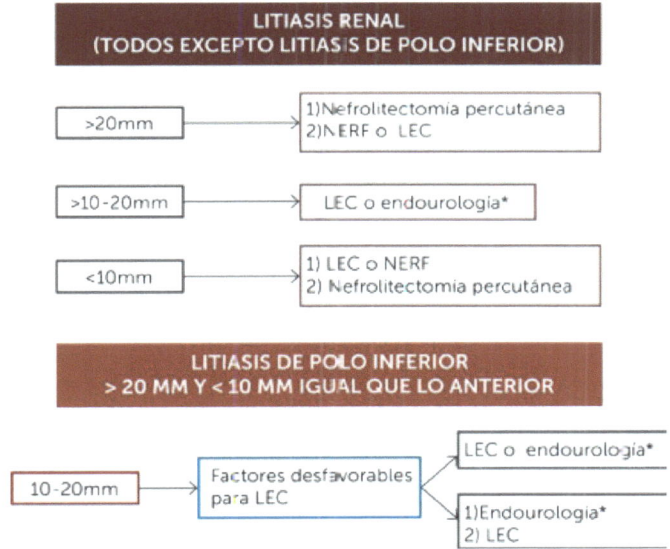

Tomado de revista médica los condes: https://www.sciencedirect.com/science/article/pii/S0716864018300270

Información adicional
Considerando el cambio climático y el calentamiento global se espera que para el 2050, habrá un aumento de 1 a 1,5 millones de casos relacionados con el clima y se ampliará el área geográfica de donde existe mayor incidencia. Se ha observado un aumento de Urolitiasis en sujetos expuestos a mayores temperaturas y deshidratación, Está en sus manos crear conciencia sobre el cuidado de recursos naturales y naturaleza puesto que los cambios que tiene el planeta afecta de forma masiva y simultánea en todas las áreas de la salud. (8,9)

BIBLIOGRAFÍA

1. https://www.ucv.edu.pe/datafiles/FONDO%20EDITORIAL/Manual_VANCOUVER.pdf
2. SUSAETA, Ricardo Dr. 1 David Benavente Dr. 2 Fernando Marchant Dr. 3 Renato Gana Dr. Clinica los Condes Año 2018, Internet, Disponible en https://www.sciencedirect.com/science/article/pii/S0716864018300270
3. GARCIA, Patricia Maria García1 Maria Isabel Luis Yanes2 Víctor García Nieto2 Servicio Nefrología, H.U.N.S. Candelaria, Tenerife Internet disponible en https://www.nefrologiaaldia.org/es-articulo-litiasis-renal-242
4. CAYAMBE. Erick Oswaldo Año 2016 Internet disponible en http://repositorio.ug.edu.ec/bitstream/redug/32060/1/CD%201591-%20CAYAMBE%20CAYAMBE%20ERICK%20OSWALDO.pdf
5. SOROKIN I, Mamoulakis C, Miyazawa K, Rodgers A, Talati J, Lotan Y. Epidemiology of stone disease across the world. World J Urol 2017 Sep;35(9): 1301-1320.
6. Barceló P, Ara del Rey J, Bergada E, García E, Torres A. Litiasis renal. En: Nefrología Clínica. Sociedad Española de Nefrología, (consultado el 2 de mayo de 2007). Disponible en: http://www.senefro.org/ modules/subsection/files/cap22.pdf?check_idfile=529.
7. Revista Elsiever internet: disponible en https://www.elsevier.es/es-revista-farmacia-profesional-3-articulo-litiasis-renal-13116003
8. N. KARAKOYUNLU, et al. A comparison of standard PCNL and staged retrograde FURS in pelvis stones over 2 cm in diameter: a prospective randomized study Urolithiasis, 43 (2015), p. 283
9. SUSAETA, Ricardo, Dr. 1 David Benavente Dr. 2 Fernando Marchant Dr. 3 Renato Gana, varios autores Diagnosis and management of renal stones in adults and children, disponible en internet: https://www.sciencedirect.com/science/article/pii/S0716864018300270. Volume 29, Issue 2, March–April 2018, Pages 197-212
10. J.F. Donaldson, et al. Systematic review and meta-analysis of the clinical effectiveness of shock wave lithotripsy, retrograde intrarenal surgery, and percutaneous nephrolithotomy for lower-pole renal stones Eur Urol, 67 (2015), p. 612
11. T. Campschroer, et al. Alpha-blockers as medical expulsive therapy for ureteral stonesCochrane Database Syst Rev, 4 (2014), p. CD008509 Google Scholar

CAPÍTULO 6

Autor: Dr. Carlos Andrés Freire Torres
Coautor: Dr. Ángel Eduardo Prieto Nina
Hiperplasia Prostática Benigna

Definición
La Hiperplasia Prostática Benigna (HPB) es un proceso patológico causado por un aumento de células estromales y epiteliales de la zona de transición de la glándula prostática, lo cual provoca síntomas del tracto urinario inferior y cuya incidencia está relacionada con la edad, siendo así más frecuente en hombres a partir de la quinta década de la vida. (1) (2) (3) (4)

Epidemiologia
La HPB es el tumor benigno más común cuya prevalencia de bph histológica en estudios de autopsias se eleva a casi 20% en hombres entre 41 y 50, a 50% en hombres de 51 a 60, y a > 90% en hombres mayores de 80 años. (1)
Un estudio de Berry y cols. de 1984 resumió datos de prevalencia en el cual ningún paciente menor a 30 años presenta HPB y alcanzaba un pico de 88% en hombre de 80 a 90 años. Como se muestra en la Figura 1. (3).

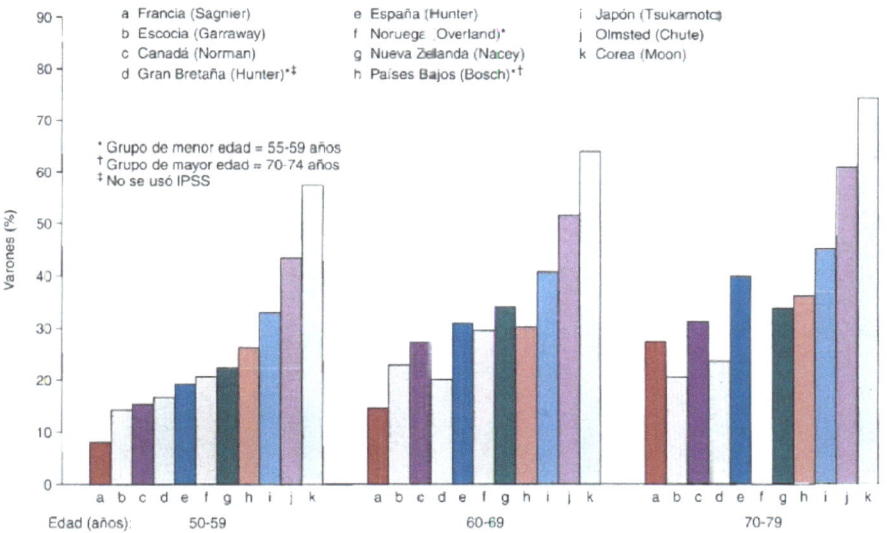

Figura 1 Prevalencia de síntomas al menos moderados a graves estratificados por década de vida, según se informaron en estudios transversales basados en la población de todo el mundo. (Datos de Garraway y cols., 1991; Chute y cols., 1993; Hunter y col s., 1994; Norman y cols., 1994; Bosch y cols., 1995a; Moon y cols., 1995; Tsukamoto y cols., 1995; Hunter y col s., 1996; Sagnier y cols., 1996; Homma y cols., 1997; Overland y cols., 2001) Fuente: Alan J. Wein, Louis R. Kavoussi, Andrew C. Novick, Alan W. Partin, y Craig A. Peters (eds.) Campbell-Walsh: Urología. 10° ed. México: Panamericana; 2015. pp. 2592-2632.

En el Ecuador no se dispone de datos, pero un estudio de investigación del 2018 realizado en Guayaquil donde se reporta una prevalencia de HPB en pacientes del servicio de urología del Hospital Luis Vernaza de la ciudad de Guayaquil durante el año 2016 del 7.2%, y el grupo etario con mayor frecuencia fue entre 50-59 años en un 31.88%. (5) Otro estudio observacional en Ecuador-Guayaquil 2018; determinó que el 50% de los hombres a la edad de 50 y hasta el 80% a la edad de 80 tienen sintomatología. El 9,3% de tipo leve, el 31,4% moderada y el 59,3% severa. (15)

Fisiopatología
La fisiopatología de la HPB es un tanto compleja, en términos generales la hiperplasia incrementa la resistencia uretral por lo que se producen cambios compensatorios por la parte la vejiga originando los síntomas. Como se muestra en la Figura 2. (3)

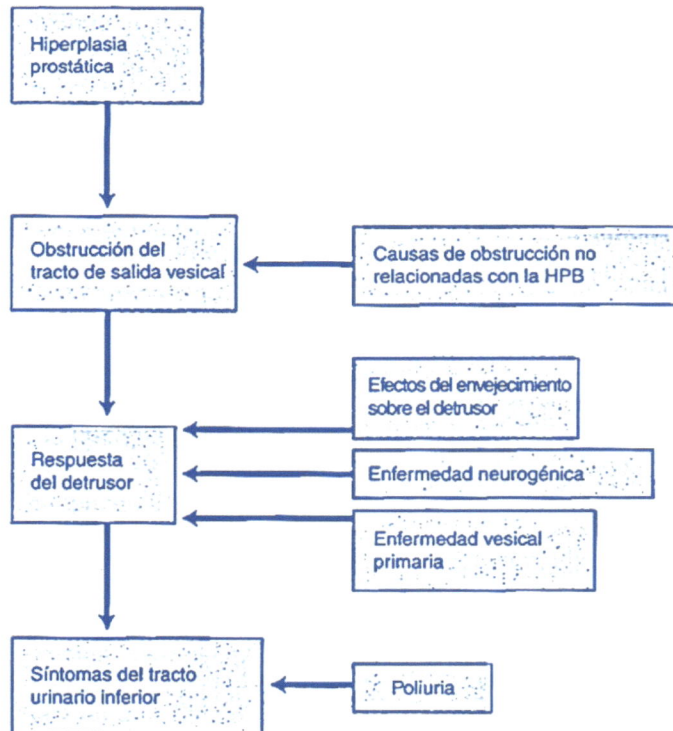

Figura 2. La fisiopatología de la HPB involucra interacciones complejas entre la obstrucción uretral, la función del detrusor y la producción de orina. Fuente: Alan J. Wein, Louis R. Kavoussi, Andrew C. Novick, Alan W. Partin, y Craig A. Peters (eds.) Campbell-Walsh: Urología. 10° ed. México: Panamericana; 2015. pp. 2592-2632.

En una visión macro se evidencia que esta patología depende hormonalmente en específico de la testosterona ya que esta hormona ingresa directamente a las células epiteliales prostáticas originando estimulación de los receptores adrenérgicos, pero en el estroma prostático previo a la conversión de esta hormona, aun siendo Dihidrotestosterona, la cual también se une a los receptores adrenérgicos y de hecho esta unión es mucho más estable y relevante. La unión a estos receptores adrenérgicos y los dos tipos celulares genera una producción de factores de crecimiento celular y a más de este mecanismo se ha descrito otros como el estímulo estromal al epitelio (parácrino) y a sí mismo (autócrino). Estos factores de crecimiento generan hiperplasia en la zona de transición (tejido nodular glandular) de la glándula prostática contenida por su "capsula", sabiendo que a nivel histológico la próstata no tiene cápsula real. (2).

Los síntomas de HPB se relacionan con el mecanismo obstructor ejercida por la glándula prostática y la respuesta de la vejiga secundaria a la resistencia a la salida, a su vez el mecanismo obstructor se divide en 2 tipos, un componente de obstrucción mecánica y otro de obstrucción dinámica. (1)

En cuanto al primer componente se produce la obstrucción mecánica de la intrusión en la luz uretral o el cuello de la vejiga por la hiperplasia prostática y esto eleva la resistencia que hay a la salida de la vejiga. El segundo componente la obstrucción dinámica conlleva a la variedad en la sintomatología dada por la rica inervación adrenérgica en el estroma prostático compuesto de musculo liso y colágeno, por lo que su estimulación produce el tono de la uretra prostática. (1)

La respuesta de la vejiga secundaria al aumento de la resistencia a la salida causa la queja de micción irritante, además la obstrucción a la salida de la vejiga conlleva a hiperplasia e hipertrofia del musculo detrusor de la vejiga y depósito de colágeno, alterando la función vesical, incluso se produce falsos divertículos compuestos solo de mucosa y serosa por la herniación de la mucosa entre los haces musculares del detrusor. (1)

Cuadro Clínico
El cuadro clínico se caracteriza por síntomas de tracto urinario inferior (STUI) y estos pueden ser: (1) (4) (7)

Síntomas obstructivos:
- Titubeo urinario
- Esfuerzo
- Dificultad para iniciar la micción
- Chorro de orina débil, lateroterminal (disminución del calibre y la fuerza del chorro)
- Micción prolongada
- Vaciamiento incompleto
- Doble vaciado (micción por segunda vez antes de 2 horas de una micción previa)
- Goteo posterior a la micción

Síntomas irritativos:
- Polaquiuria
- Tenesmo vesical
- Urgencia
- Nocturia (orinar varias veces en la noche)
- Incontinencia de la urgencia
- Micción de volúmenes pequeños.

Puede haber complicaciones como: infección de vías urinaria a repetición, retención aguda de orina, globo vesical, hematuria, litiasis vesical e incluso en casos severos insuficiencia renal. (2)

Diagnóstico
Si presenta STUI, se debe iniciar la anamnesis donde se recaban factores de riesgo, como la edad, antecedentes médicos como: hematuria, infección de vías urinarias, diabetes, enfermedad del sistema nervioso, estenosis uretral, retención urinaria y empeoramiento de los síntoma tras la administración de medicación para el resfriado o infección sinusal; antecedentes quirúrgicos de cirugías previas de tracto urinario inferior que pueden ocasionar estenosis uretral o de cuello vesical o la administración de fármacos anticolinérgicos (disminuyen la contractilidad vesical) o simpaticomiméticos (incrementan la resistencia del flujo de salida). (3) Para valorar la sintomatología se puede realizar el International Prostate Symptom Score (IPSS) un cuestionario desarrollado por la Asociación Americana de Urología. El Cuestionario se muestra en la tabla 1. (1) (4) (14)

Puntuación de la Asociación Americana de Urología

Síntomas urinarios (criterios para calificar los síntomas)	Ninguno	Menos de 1 en cada 5 veces	Menos de la mitad de las veces	Casi la mitad de las veces	Más de la mitad de las veces	Casi siempre
1. Vaciado incompleto En el último mes, ¿cuántas veces ha tenido una sensación de que no vacía por completo la vejiga después de que ha terminado de orinar?	0	1	2	3	4	5
2. Polaquiuria En el último mes, ¿cuántas veces ha tenido que orinar de nuevo menos de 2 horas después de que terminó de orinar?	0	1	2	3	4	5
3. Intermitencia En el último mes, ¿con qué frecuencia ha terminado y empezado de nuevo varias veces cuando orina?	0	1	2	3	4	5
4. Tenesmo vesical En el último mes, ¿cuántas veces ha tenido dificultad para posponer la micción?	0	1	2	3	4	5
5. Chorro débil En el último mes, ¿con qué frecuencia ha tenido un chorro urinario débil?	0	1	2	3	4	5
6. Esfuerzo En el último mes, ¿con cuánta frecuencia ha tenido que pujar o esforzarse para empezar la micción?	0	1	2	3	4	5
	Ninguna	1 vez	2 veces	3 veces	4 veces	5 o más veces

7. Nocturia En el último mes, ¿cuántas veces se levantó para orinar desde el momento en que se acostó hasta el momento en que se levantó por la mañana?	0	1	2	3	4	5	
Total IPSS: ___							
Calidad de vida en relación con problemas urinarios	Encantado	Complacido	Muy satisfecho	Combinado: casi tan satisfecho como insatisfecho	Sobre todo insatisfecho	Infeliz	Terrible
Si fuera a pasar el resto de su vida con su trastorno urinario de la manera en que se encuentra en este momento, ¿cómo se sentiría con ello?	0	1	2	3	4	5	6

Tabla 1 Cuestionario para la calificación internacional de síntomas de próstata. IPSS. Fuente: Jack W. McAninch y Tom F. Lue (eds.) Smith y Tanagho Urología general. 18° ed. México: Mc Graw Hill; 2013. pp. 350-379. Modificado por: Dr. Carlos Freire

IPSS es una herramienta muy importante en la evaluación de la HPB y se recomienda realizarla antes de iniciar el tratamiento, la puntuación puede ir de 0 a 35, pero un IPSS de 0 a 7 se considera leve (pacientes con HPB 20% vs control 83%), un IPSS de 8 a 19 se considera moderado (pacientes con HPB 57% vs control 15%) y un IPSS de 20 a 35 se considera grave (pacientes con HPB 23% vs control 2%). (1)

Al examen físico se debe realizar un tacto rectal y evaluación neurológica dirigida, además se debe realizar la palpación abdominal y verificar la presencia de globo vesical y examinación de genitales externos en búsqueda de estenosis meatal o tumor uretral palpable. El tacto rectal se debe realizar para valorar el tamaño y consistencia de la próstata, pero no es crítico para decidir la necesidad de tratamiento. (1) (2) (3). En las figuras 2 y 3 se muestran algoritmos de diagnóstico y tratamiento.

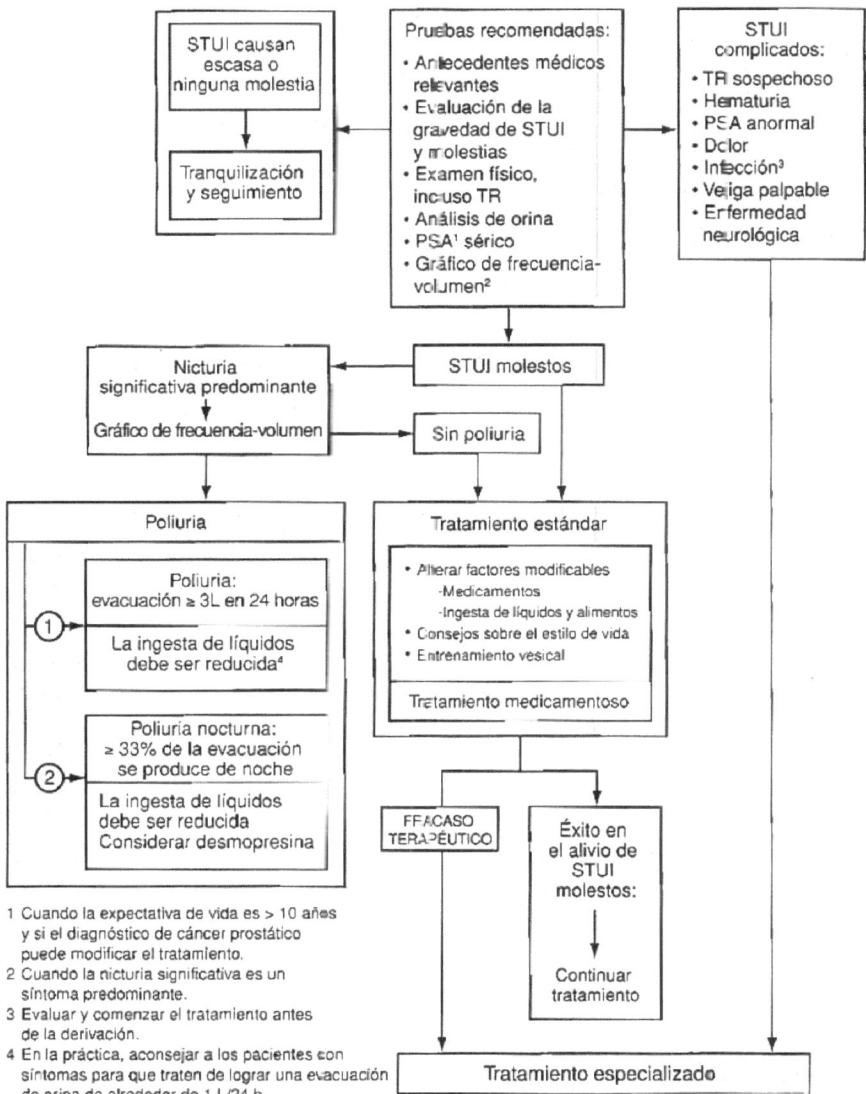

Figura 3 Algoritmo de la guía del consenso internacional para el diagnóstico y tratamiento de los síntomas del tracto urinario inferior (2009): atención básica. TR, tacto rectal; PSA, antígeno prostático específico, STUI, síntomas del tracto urinario inferior. Fuente: Alan J. Wein, Louis R. Kavoussi, Andrew C. Novick, Alan W. Partin, y Craig A. Peters (eds.) Campbell-Walsh: Urología. 10° ed. México: Panamericana; 2015. pp. 2592-2632.

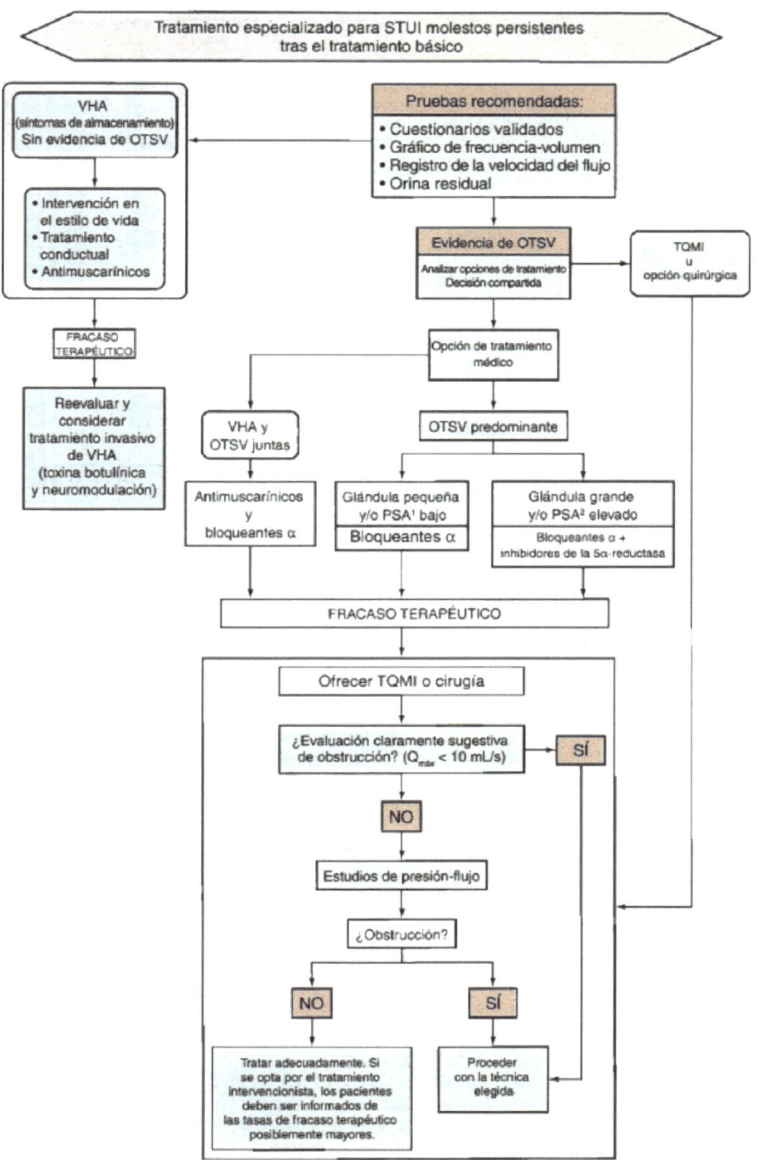

Figura 4 Algoritmo de la guía del Consenso Internacional para el diagnóstico y tratamiento de los síntomas del tracto urinario inferior (2009): tratamiento especializado. 1PSA < 1,5 ng; 2PSA > 1,5 ng; OTSV, obstrucción del tracto de salida vesical; TQMI, tratamiento quirúrgico mínimamente invasivo; VHA, vejiga hiperactiva; PSA, antígeno prostático específico; STUI, síntomas del tracto urinario inferior; Qmáx, flujo máximo. Fuente: Alan J. Wein, Louis R. Kavoussi, Andrew C. Novick, Alan W. Partin, y Craig A. Peters (eds.) Campbell-Walsh: Urología. 10° ed. México: Panamericana; 2015. pp. 2592-2632.

Exámenes complementarios

- **Análisis de Orina:** Mediante una tira reactiva o un examen microscópico del sedimento urinario, para valorar infección (por mal vaciamiento vesical) o hematuria (adenoma prostático puede sangrar). Además, se requiere un análisis citológico urinario a hombres con síntomas irritativos graves y disuria sobre todo si es fumador o antecedente tabáquico, por riesgo de carcinoma in situ de vejiga. (2) (3)
- **Medición de creatinina:** es importante ya que con ello descartamos Insuficiencia Renal por uropatía obstructiva que se puede observan en el 10% de pacientes con HPB, aunque esta no se recomienda de rutina. Aunque en pacientes cuyo tratamiento es quirúrgico y coexiste HPB con Insuficiencia renal tienen riesgo elevado de complicaciones posquirúrgicas. La presencia de niveles elevados es una indicación de ecografía para evaluar trato urinario superior. (1) (3)
- **Antígeno Prostático específico en suero (PSA):** Es una glucoproteína producida por el epitelio prostático, es un marcador específico de crecimiento prostático. (5) (9) (11) Se considera opcional, el PSA más tacto rectal aumentan la tasa de detección de cáncer prostático en comparación del tacto rectal solo, El PSA se debe realizarse en pacientes que la identificación de cáncer alteraría el tratamiento de la HPB (el 28% de pacientes con HPB tienen PSA>4 ng/mL). En ausencia de cáncer el PSA estima el volumen prostático e indica la probabilidad de respuesta al tratamiento con inhibidores de la 5α-reductasa (I5αR), en pacientes tratados durante 6 meses con I5αR el PSA se reduce entre el 40 al 50%. (1) (3)
- **Imagenología:** los estudios de imagen de las vías superiores (ecografía renal o urografía mediante tomografía computarizada) se recomiendan en patologías concomitantes o complicaciones (infección, insuficiencia renal, hematuria, antecedentes de cálculos), La ecografía transrectal o transabdominal determina el residuo postmiccional, tamaño, volumen de la próstata de utilidad para tratamiento quirúrgico. (1) (3) (12)
- **Cistoscopía:** No es de rutina, puede ayudar en la elección de tratamiento quirúrgico, útil en sintomatología obstructiva marcada y HPB mínima para evaluar cuello vesical alto, estenosis uretral u otra patología. Es obligatoria en HPB mas hematuria para descartar patología vesical. (1)

- **Pruebas adicionales:** Velocidad de chorro, orina residual postmicción y flujo de presión son otras alternativas. La cistometrografía y el perfil urodinámico se reservan en fracaso de tratamiento quirúrgico o evaluar enfermedad neurológica. (1)

Tratamiento

El tratamiento puede ser de tres tipos: (1)
- **Tratamiento expectante:** Pueden acceder los hombres con IPSS leve. (8)
- **Tratamiento clínico:** (13)
  - α-bloqueantes: mejoría de la sintomatología mediante el bloqueo de los alfa receptores y se pueden clasificar en bases a su selectividad y vida media. Los alfa-1 bloqueadores tiene como efectos adversos: hipotensión ortostática, maero, cansancio, eyaculación retrógrada, rinitis y cefalea. Los alfa 1α-receptores, se localizan en la próstata y cuello de la vejiga con menos efectos adversos aunque puede ocurrir eyaculación retrógrada. Como se evidencia en la tabla 2.

ALFA-BLOQUEADORES	
Clasificación	Dosis Oral
No selectivos	
Fenoxibenzamina	10mg BID
α_1, de corta acción	
Prazosina	10mg BID
α_1, de acción prolongada	
Terazosina	5 o 10mg QD (inicia con 1mg por 3d, luego 2mg por 11d y luego 5mg)
Doxazosina	4 u 8mg QD (inicia con 1mg por 7d, luego a 4mg)
α_{1a}-Selectiva	
Tamsulosina	0,4 u 0,8mg QD
Alfuzosina	10mg QD
Silodosina	8mg QD

Tabla 2 Alfa bloqueadores y su dosis recomendada. BID: dos veces al día; QD:una vez al día; d: día. Fuente: Jack W. McAninch y Tom F. Lue (eds.) Smith y Tanagho Urología general. 18° ed. México: Mc Graw Hill; 2013. pp. 350-379. Modificado por: Dr. Carlos Freire

- Inhibidores de 5 α-reductasa: Bloquean la enzima que se encarga de la conversión de testosterona a dihidrotestosterona, afectan al componente epitelial de la próstata, disminuyendo el tamaño y con posterior mejoramiento de la sintomatología, en 6 meses se evidencia su efecto máximo (reduce el 20%). Efectos adversos: poco comunes, disminución de la líbido, menor volumen eyaculado e impotencia. En un estudio retrospectivo con más de 5000 pacientes del 2000 dutasterida vs finasterida, tuvo un índice de retención urinaria del 12% vs 14,7% y un índice de cirugía de 3,9% vs 5,1% respectivamente. (1)

INHIBIDORES DE LA 5 ALFA-REDUCTASA	
Fármaco	Dosis Oral
Finasterida	5mg QD
Dutasterida	0.5 mg QD

Tabla 3 Inhibidores de la 5α-Reductasa y su dosis recomendada. QD: una vez al día. Fuente: Jack W. McAninch y Tom F. Lue (eds.) Smith y Tanagho Urología general. 18° ed. México: Mc Graw Hill; 2013. pp. 350-379. Modificado por: Dr. Carlos Freire

- **Anticolinérgicos:** En pacientes con urgencia e incontinencia urinaria de urgencia provocadas por la hiperactividad vesical secundaria a la obstrucción. Se descontinuaron debido a la alta tasa de retención urinaria; pero pueden indicarse en combinación con otros fármacos. (13)
- **Combinación:** Los pacientes que se benefician mayormente las HPB de gran tamaño glandular y PSA elevado, un estudio con 3047 pacientes comparó el riesgo de progresión clínica general (definido como aumento de 4 puntos de IPSS, retención urinaria aguda, incontinencia urinaria, insuficiencia renal o infección recurrente) se redujo en comparación con el placebo con doxazosina 39%, con finasterida 34% y tratamiento combinado redujo el 66%. (1)
- **Fitoterapia:** Se refiere al uso de las plantas con fines medicinales, entre ellas el saval, palma enana americana o saw palmetto (Serenoa repens), la corteza de Pygeum africanum, las raíces de Echinacea purpurea e Hipoxis rooperi, extracto de polen, las hojas del álamo temblón. S. repens es el mejor estudiado, aunque no está bien regulado. Los estudios como revisiones sistemáticas no han diferencias con el placebo. (1)
- **Tratamiento quirúrgico:** Aproximadamente 3 de cada 10 pacientes son candidatos para este tratamiento. (10)

- **Resección transuretral de la próstata (RTUP):** Necesita de anestesia general o intradural y estancia hospitalaria, tienes riesgos como: eyaculación retrógrada (75%), impotencia (5-10%) e incontinencia (<1%), la complicaciones pueden ser: hemorragia, estenosis uretral, constricción del cuello vesical, perforación de la cápsula de la próstata con extravasación y tan grave como síndrome de resección transuretral (SRTU) debido al estado hipervolémico, hiponatrémico cuyas sintomatología es: nauseas vómito, confusión, hipertensión, bradicardia y alteraciones visuales y su tratamiento es diuresis o incluso administración de solución salina hipertónica, y el riesgo de SRTU disminuye al realizarse con electrodo bipolar con solución salina. (1)
- **Incisión transuretral de la próstata:** Pacientes con sintomatología moderada a grave y próstata pequeña suelen presentarse con hipertrofia de la comisura anterior (cuello de la vejiga elevado), mas rápido que RTUP, La técnica se realiza con 2 incisiones con bisturí de Collins a las 5 y 7 horas, se inician en posición distal a los orificios ureterales extendiéndose hacia afuera al veru montanum. (1)
- **Vaporización transuretral de la próstata (VTUP):** Se realiza con láser de dopaje de neodimio de granate de itrio y aluminio (ND:YAG) y KTP, el cual es absorbido por la hemoglobina, y el electrodo de "botón" de vaporización de plasma, se realiza con solución salina el objetivo es realizar con menos hemorragia y menor riesgo de perforación que el RTUP, la desventaja que no se puede enviar el tejido a patología porque el tejido se destruye. (1)
- **Enucleación de la próstata con láser de holmio:** Se realiza disección anatómica en el plano entre las zonas central y periférica de la próstata, proporciona el defecto más grande. (1)
- **Prostatectomía simple (subtotal):** al ser la próstata demasiado grande, generalmente >100g se considera para enucleación abierta, también se realiza en presencia de un divertículo vesical o cálculo vesical grande o no es posible la litotomía dorsal, se realiza mediante: (1)
- **Método suprapúbico:** Es transvesical y de elección para patología vesical concomitante. Cuando la vejiga está abierta, se realiza una incisión semicircular en la mucosa vesical, distal al trígono. El plano de disección se inicia fino, y luego con el dedo para retirar el adenoma. Posteriormente se realiza hemostasia con ligaduras de sutura, y se

y se insertan sondas uretral y suprapúbica antes del cierre. (1)
Método retropúbico: Se realiza una incisión transversa en la cápsula de la próstata, y el adenoma se enuclea, posteriormente se necesita una sonda uretral. (1)

Prostatectomía simple asistida por robot
- **Termoterapia transuretral con microondas:** la hipertermia con microondas se realiza con una sonda transuretral. Algunos dispositivos en frío usan la mucosa uretral para reducir el riesgo de lesión. Aunque con temperatura menor 45°C, el enfriamiento es innecesario. (1)

Seguimiento

El seguimiento clínico se debe realizar en atención primaria por el medico familiar. Los criterios de derivación a Urología se presentan en la tabla 4. (6)

Situaciones en las que se recomienda derivación a urología
1. Pacientes que, tras iniciar el tratamiento farmacológico de la HBP, no responden al tratamiento (no modificación de IPSS) o presentan una respuesta clínica insuficiente, que definimos como un descenso inferior a 4 puntos en el cuestionario IPSS, respecto al resultado basal antes del tratamiento: • Después de 3 meses de tratamiento con alfa-bloqueantes • Después de 3 meses de tratamiento con IPDE-5 • Después de 3 meses de tratamiento combinado de alfa-bloqueantes con antimuscarínicos • Después de 6 meses de tratamiento combinado de alfa-bloqueantes con 5-ARI • Después de 6 a 12 meses de tratamiento con 5-ARI en monoterapia 2. Cuando durante el seguimiento de la enfermedad, en pacientes que habían respondido al tratamiento farmacológico de la HBP, se agraven los síntomas y presenten un aumento de la puntuación del IPSS igual o superior a 4 puntos Signos de carcinoma de próstata: tacto rectal patológico, PSA > 10 ng/ml o PSA > 4 ng/ml y PSA libre < 20 %. 3. Retención aguda de orina 4. Elevación de la creatinina sérica por encima de 1,5 mg/dl secundario a uropatía obstructiva 5. Vejiga neurógena por enfermedad neurológica concomitante 6. Agravamiento de su patología con residuos posmiccionales altos (> 150 cc), divertículos vesicales, litiasis vesicales, hematuria de repetición o infecciones urinarias de repetición 7. En pacientes tratados con 5-ARI, una elevación del PSA mayor o igual a 0,3 ng/ml respecto al nivel más bajo obtenido durante el tratamiento, confirmada y mantenida a las 4-6 semanas.

Tabla 4 Criterios de derivación de atención primaria a atención urológica hospitalaria durante el seguimiento. 5-ARI: inhibidores de la 5-α-reductasa; HBP: hiperplasia benigna de próstata; PSA: antígeno prostático específico; STUI: síntomas del tracto urinario inferior. Fuente: Brenes F., Brotons F., Castiñeiras J,. Cozar J., Fernández F., Martín J., et al. Documento de consenso sobre pautas de actuación y seguimiento del varón con síntomas del tracto urinario inferior secundarios a hiperplasia prostática benigna Revista de medicina general y familiar. España 2016; 5(3): 97–106

BIBLIOGRAFÍA

1. Matthew R. Cooperberg, Joseph C. Presti, Katsuto Shinohara y Peter R. Carroll. Neoplasias Prostáticas. En: Jack W. McAninch y Tom F. Lue (eds.) Smith y Tanagho Urología general. 18° ed. México: Mc Graw Hill; 2013. pp. 350-379.
2. Grillo Cristian. Hiperplasia Prostática Benigna En: Grillo C, Frattini G, Gullermo L, Castoria A, Mosna L, Castorina J y Cubero S (eds.) Urología. Argentina: REUP; 2014. pp. 106-123
3. Claus G. Roehrborn. Hiperplasia prostática benigna: etiología, fisiopatología, epidemiología e historia natural. En: Alan J. Wein, Louis R. Kavoussi, Andrew C. Novick, Alan W. Partin, y Craig A. Peters (eds.) Campbell-Walsh: Urología. 10° ed. México: Panamericana; 2015. pp. 2592-2632.
4. Howard I. Scher y James A. Eastham. Enfermedades benignas y malignas de la próstata. En: Dennis L. Kasper, Stephen L. Hauser, J. Larry Jameson, Anthony S. Fauci, Dan L. Longo y Joseph Loscalzo. HARRISON PRINCIPIOS DE MEDICINA INTERNA. 19° ed. México: Mc Graw Hill; 2015. pp. 350-379.
5. Cedeño M. Prevalencia de hiperplasia prostática benigna en pacientes del servicio de urología del hospital Luis Vernaza de la ciudad de guayaquil en el año 2016, Guayaquil, 2016. Universidad de especialidades espíritu santo.
6. Brenes F., Brotons F., Castiñeiras J,. Cozar J., Fernández F., Martín J., et al. Documento de consenso sobre pautas de actuación y seguimiento del varón con síntomas del tracto urinario inferior secundarios a hiperplasia prostática benigna. Revista de medicina general y familiar. España 2016; 5(3): 97–106
7. Chiang H,. Susaeta R,. Finsterbusch C. Síntomas urinarios bajos, prostatismo, hiperplasia prostática, uropatía obstructiva baja, ¿todo una misma cosa?. Revista médica Clínica Condes. Chile 2014; 25(1) 149-157.
8. Zambrano N, Palma C. Tratamiento de la hiperplasia prostática benigna y de la disfunción eréctil por el médico general. Revista médica Clínica Condes. Chile 2018; 29(2): 180-192.
9. Carvajal R. Relación entre el antígeno prostático específico y la hiperplasia prostática benigna en pacientes mexicanos. Estudio REPSA. Revista Mexicana de Urología. México 2014, 74(6): 342-345.
10. Salinas F, García R. Arriaga J, Candia M. Resultados de la prostatectomía retropúbica abierta y adenomectomía prostática laparoscópica en 38 casos de hiperplasia prostática benigna tratados en el Hospital General del Estado de Sonora. Revista Mexicana de Urología. México 2014, 74(6): 355-359.
11. Zonana A, Figueroa C, Méndez N, López J. Biopsia de próstata en pacientes con diagnóstico clínico de hiperplasia prostática benigna y relación con el antígeno prostático específico. Revista Mexicana de Urología. México 2014, 74(3): 141-145.
12. Martínez L, Gonzáles A, Olazábal J, Pardo H. Diagnóstico y tratamiento de la hiperplasia prostática benigna. Revista Progaleno 2018, 1(2): 133-147
13. López H, Medina M, Bastidas D, Lara B. Tratamiento farmacológico de la hiperplasia prostática benigna. Revisión de la bibliografía. Revista Mexicana de Urología. 2018 julio-agosto;78(4):321-334.

BIBLIOGRAFÍA

14. *Tarique M, Ali T. A comparative study of efficacy and safety of a unani formulation with the currently available drugs (tamsulosin & finasteride) in the management of lower urinary tract symptoms (luts) due to benign prostatic hyperplasia. International Journal of Scientific Research. 2020, 9l(1): 66-67.*
15. *Alcivar M, Palma L. Estudios estadísticos, presentación clínica y complicaciones de hiperplasia prostática benigna en pacientes de 50 a 70 años. Guayaquil, 2018. Universidad de Guayaquil.*

CAPÍTULO 7

Autor: Dra. Denisse Monserrate Tello Montúfar
Hipoacusia en Atención Primaria de Salud

Definición
Se denomina hipoacusia a la disminución de la habilidad para percibir, reconocer, discriminar y/o comprender información auditiva. La hipoacusia se clasifica según enfoque anatómico en hipoacusia de conducción, neurosensorial o mixta. Según enfoque funcional, audición normal se acepta una pérdida auditiva hasta 20 dB. (2)

La pérdida de audición puede deberse a causas congénitas y adquiridas, entre éstas últimas se encuentran: genéticas, complicaciones en el parto, algunas enfermedades infecciosas, infecciones crónicas del oído, el empleo de determinados fármacos, la exposición al ruido excesivo y el envejecimiento.

Epidemiologia
La OMS calcula que 466 millones de personas a nivel mundial padecen hipoacusia discapacitante, en el 2050 se estima que más de 900 millones de personas sufrirán una pérdida de audición discapacitante. (3)

El 60% de los casos de pérdida de audición en niños se deben a causas prevenibles. 1100 millones de jóvenes (entre 12 y 35 años de edad) están en riesgo de padecer pérdida de audición por su exposición al ruido en contextos recreativos. (4)

El estudios GBDS del 2015, muestra que a nivel mundial, la hipoacusia es la cuarta causa más prevalente dentro de las enfermedades crónicas. Se ha estimado que una pérdida de audición mayor a 20 db se encuentra en aproximadamente 1,2 billones de personas que representan 28% mas en comparación con 2005. Los datos más recientes muestran que ha existido un incremento de la hipoacusia relacionada con la edad en 26.4 años de discapacidad. (2)

Al realizar un análisis retrospectivo con datos de 1990 se evidencia que constituye 1,64% del total de los años vida ajustados por discapacidad (DALY) a nivel mundial, siendo entonces comparable con la tuberculosis. Ahora en el ranking global en la posición 15 se encuentra la hipoacusia y 16 tuberculosis. (5)

En el análisis causal de la etiología frecuente, dentro de las 3 primeras causas se enumeran: relacionadas con la edad, otitis media y congénita. Siendo la primera la que abarca más del 90% de los casos existentes. Es importante recalcar la influencia del ruido en la pérdida auditiva, con una contribución del 26,79% a los años de vida ajustados por discapacidad (DALY). Los casos desatendidos de pérdida de audición representan un coste mundial anual de 750000 millones de dólares.

Fisiopatología
Se necesita un entendimiento correcto sobre la anatomía y fisiología de la audición para continuar específicamente con hipoacusia, el sonido ingresa a través de ondas sonoras que son captadas por el pabellón auricular, los dos pabellones separados por los huesos del cráneo permiten la captación horizontal, mientras que los repliegues del pabellón, en especial la concha contribuyen a la captación vertical. (4)

Posteriormente las ondas sonoras atraviesan el conducto auditivo externo y llegan a la membrana timpánica (inicio del oído medio), éstas ondas producen vibraciones dependiendo de la intensidad del sonido. Diversos estudios han demostrado que el movimiento de la misma se produce por secciones y no de forma generalizada como se creía, ésta vibración se trasmite a la vez a la cadena de huesecillos: martillo, yunque y estribo; cuya platina contacta con la ventana oval ayudada por el ligamento anular o de Rodinger (inicio del oído interno). La diferencia de diámetro entre la membrana timpánica y la ventana oval permite amplificar los sonidos 15 veces. (6)

El oído interno localizado en el peñasco del temporal, conformado por el laberinto óseo y membranoso. El laberinto óseo se divide en posterior, (canales), media (vestíbulo); anterior (cóclea). El laberinto membranoso formado por conductos semicirculares (posterior), ventrículo, sáculo (vestíbulo) y coclear (cóclea).

La función auditiva está dada propiamente por la cóclea (2 vueltas y media), recordando que entre el laberinto óseo y membranoso circula perilinfa y en el membranoso la endolinfa, especialmente en el caso de la cóclea, es es importante rememorar la presencia de las rampas vestibular (en contacto con la ventana oval), timpánica (ventana redonda) y coclear (rampa media contiene órgano de Corti).

Las ondas iniciadas en la ventana oval circulan por la perilinfa y endolinfa; en la ventana coclear se encuentran las células de sostén y ciliadas, las cuales al ser estimuladas por la membrana tectorial, general un impulso eléctrico que viaja hasta el ganglio de Corti. Toda la señal es recogida y finalmente forman el nervio vestibulococlear, al unirse también con las ramas de la porción vestibular, este impulso eléctrico viaja al lóbulo temporal donde será procesada la señal existente, éste nervio es aferente de tipo sensorial. Hay que añadir que el sonido humano puede percibir frecuencias entre 16 y 20000 Hz y de 0 a 140 dB; siendo el umbral del dolor 120 dB. (4)

Comprendiendo la anatomía y fisiología de la audición un daño u obstrucción en cualquiera de los lugares que contribuyen a la transmisión del sonido generaran hipoacusia, siendo alteración en oído externo y medio (de conducción o transmisión). Oído interno: hipoacusia neurosensorial o percepción. Además existen hipoacusia de tipo mixta, es decir que combina los dos tipos anteriores.

Cuadro clínico
La hipoacusia se caracteriza por una alteración en el entendimiento, compresión y captación de sonidos, con repercusión en la comunicación. Es importante determinar la clasificación de hipoacusia, diferenciando en primer lugar las causas congénitas y adquiridas.

Congénitas: Dentro de ella se encuentran las genéticas y no genéticas. De las genéticas el 30% son sindrómicas. En las causas no genéticas se encuentran las que se derivan de TORCH, CMV es la causa más frecuente de hipoacusia. Otras causas incluyen el uso de drogas ototóxicas durante el embarazo, trauma, factores de riesgo perinatales como: prematurez, hiperbilirrubinemia y bajo peso al nacer. Adquiridas: Por ejemplos la presbiacusia o la hipoacusia debido al ruido. (7)

La clasificación más importante es dependiente de la ubicación del daño.

La hipoacusia de transmisión o conducción debe dividirse en la que se ubica en el oído externo y medio (1)
1. Oído externo:
- Estenosis del canal auditivo
- Tapón de cera
- exostosis
- Otitis externa
- Cuerpo extraño ótico
- Microtia

2. Oído medio
- Disrupción de la membrana timpánica
- Timpano esclerosis
- Otitis media con efusión
- Obstrucción de la trompa de Eustaquio
- Otoesclerosis
- Discontinuidad de cadena osicular
- Colesteatoma

La hipoacusia neurosensorial es aquella ocasionada por daño en el oído interno, dentro de sus causas se engloban:
1. Autoinmune
2. Tumor ángulo cerebelo-pontino
3. Infecciones por ejemplo meningitis
4. Enfermedad de Meniére
5. Exposición al ruido
6. Ototoxicidad
7. Presbiacusia
8. Trauma
9. Enfermedades sistémicas
   9.1 LES
   9.2 Artritis reumatoide
   9.3 Panarteritis nodosa
   9.4 Arteritis de células gigantes
   9.5 Síndrome de Sjogren
   9.6 Amiloidosis, sarcoidosis

9.7 AHAIA
9.8 Anemia perniciosa
9.9 Glomerulonefritis
9.10 Miastenia gravis
9.11 Enfermedades desmielinizantes
9.12 Uveítis
9.13 Miocardiopatías
9.14 Colitis ulcerosa
9.15 Entre otras

Diagnostico
Para el abordaje de un paciente con hipoacusia en primer lugar se debe realizar un examen físico detallado que inicia con la inspección del pabellón auricular, permeabilidad del conducto auditivo externo, seguido de la otoscopía, donde se valorará el conducto auditivo, la membrana timpánica: integridad, color, vascularización superficial, cuadrantes timpánicos, inclusiones superficiales, transparencia y reflejo luminoso. Para el abordaje específico de la hipoacusia existen prueba subjetivas y objetivas, la diferencia entre ellas radica en que en las primeras se necesita la colaboración del paciente. (3)

La acumetría es una prueba exploratoria mediante la cual se puede obtener una cuantificación orientativa sobre el grado de audición. Se debe iniciar con una valoración de la audición mediante: susurro de palabras, preguntas directas, chasquido de los dedos o audiometría portátil. La evidencia apunta que el susurro de palabras y el chasquido de dedos tienen mayor sensibilidad por lo que pueden ser usadas como test de screening. (8)

- La prueba del chasquido de los dedos: Se realiza chasquido de los dedos a 6 pulgadas del oído. Se cataloga como prueba positiva si falla al identificar el estímulo sonoro. Sensibilidad: 98% Especificidad 75%.

- El susurro: Párese por detrás del paciente, ocluya un oído y susurre en el otro combinaciones de palabras por 6 ocasiones. Se considera una prueba positiva si el paciente no puede repetir al menos 3 de las 6 combinaciones. Sensibilidad 95% Especificidad 82%.

La acumetría instrumental es una exploración de gran utilidad, sencilla y rápida para la orientación diagnóstica. Para ello se utiliza el diapasón que es un horquilla metálica de acero con dos ramas unidas por un mango que al ponerse en vibración generan sonidos de distinta frecuencia. El set de Harman contiene 5 diapasones con frecuencias en octavas de 128 Hz a 2.048 Hz. Con ello se pueden realizar 3 pruebas diagnósticas: Rinne, Weber, Scwabach. (9)

Weber: consiste en colocar el diapasón en el vértex del paciente y se pregunta en qué lado escucha mejor. Para su correcta interpretación tome en cuenta en primer lugar hacia el lado de peor audición; si la audición es igual a ambos lados: normal, se lateraliza al lado afectado: hipoacusia de conducción (transmisión), lateraliza al lado contrario: hipoacusia de percepción o neurosensorial. Como regla nemotécnica puede ayudarse de la frase: "la enfermedad se transmite" refiriéndose a la hipoacusia de transmisión o conducción que lateraliza al lado enfermo.

Scwabach: Tiempo de percepción del sonido mediante la vía ósea entre el paciente y el examinador (audición normal). Se coloca el diapasón sobre la mastoides del examinado pidiendo que nos indique cuando deja de percibir, a continuación se coloca en la mastoides del examinador para comprobar si lo percibe,

Rinne: Compara la vía aérea y ósea, mediante la diferencia de tiempos de audición entre las dos vías, Se empieza colocando el diapasón en vibración en la mastoides cuando deja de percibir se acercan las varillas al pabellón auditivo (con ello se evalúa la vía aérea).

- Si el paciente sigue oyendo el diapasón por vía aérea, aunque haya dejado de percibirlo por vía ósea (Rinne positivo) significa audición normal o hipoacusia de percepción o neurosensorial.
- Si el paciente no percibe la vibración del diapasón por vía aérea más tiempo que por vía ósea (Rinne negativo): hipoacusia de transmisión o conducción. (11)

El resumen se adjunta en la tabla 1

Tabla 1: Acumetría instrumental

	Weber	Rinne
Normal	No lateraliza	Positivo: sigue oyendo el diapasón por vía aérea, aunque haya dejado de percibirlo por vía ósea.
Hipoacusia de transmisión o conducción	Lateraliza al lado enfermo	Positivo: sigue oyendo el diapasón por vía aérea, aunque haya dejado de percibirlo por vía ósea.
Hipoacusia de percepción o neurosensorial	Lateraliza al lado sano	Negativo: el paciente no percibe la vibración del diapasón por vía aérea más tiempo que por vía ósea.

Fuente: autor

Existen otras pruebas para valorar la audición que incluyen:

1. Las pruebas subjetivas incluyen: audiometría conductual (niños pequeños usa reflejos condicionados), peep show (juguetes o instrumentos de frecuencia conocida a determinada intensidad), audiometría tonal liminar (se realiza a partir de 4 años, el paciente responde al sonido), audiometría verbal (nivel de entendimiento mediante lista de palabras conocidas), pruebas supraliminares (valora vía central) (5)

2. Pruebas objetivas incluyen: impedanciometría (presiones del oído medio, use cuando la membrana timpánica esté intacta), reflejo estapedial (ausente en patologías neurosensoriales y otoesclerosis), otoemisiones acústicas y productos de distorsión OEA (recogen emisiones fisiológicas de la cóclea, se utilizan en screening), potenciales evocados auditivos de tronco cerebral PEATC (filtrado de la respuesta neural de un electroencefalograma tras estímulo sonoro), potenciales de estado estable (en estudio, determina umbrales auditivos), tomografía por emisión de positrones PET (en estudio, conocer áreas de estimulación cerebral y evaluar los cambios dinámicos tras la estimulación). (10)

La audiometría es una técnica que permite conocer el grado de pérdida auditiva, tipo de pérdida y restos auditivos existentes. La CDC clasifica a la hipoacusia en: (9)

Tabla 2: Clasificación hipoacusia

Audición normal	Menor o igual 25 dB
Hipoacusia leve	26 – 40 dB
Hipoacusia moderada	41 – 55 dB
Hipoacusia moderadamente	56 – 70 dB
Hipoacusia severa	70 -90 dB
Hipoacusia profunda	Mayor a 90 dB

Fuente: autor

Es importante destacar que en niños no se ha alcanzado el desarrollo auditivo plenamente, por lo que se deben aplicar las siguientes correcciones: (1)

2 ½ y 3 años   :   10 dB
2 y 2 ½ años   :   15 dB
1 y 2 años   :   20 dB
Antes del año :   30 dB

- **Hipoacusia de conducción:** Es reconocida porque los umbrales de conducción aérea están aumentados, y los de conducción ósea son normales. Creando el denominado GAP, que orienta hacia el grado de pérdida conductiva.
- **Hipoacusia neurosensorial:** Ambos umbrales están aumentados, las curvas van iguales (4)

Se recomienda seguir un orden para la valoración de la hipoacusia. En primer lugar es muy importante reconocer la hipoacusia, puede realizar la prueba del susurro o del chasquido, tras lo cual se realiza la acumetría instrumental, con lo que se determina el origen de la misma: sea neurosensorial o conductiva. Dependiendo de las características del paciente realice pruebas complementarias: audiometría, impedanciometría; todo dependiendo de su impresión diagnóstica. Para poder realizar el diagnóstico definitivo es importante combinar la exploración clínica con la complementaria, a continuación se enumeran algunas causas de hipoacusia con sus características clínicas.

A continuación se enumerará algunas entidades clínicas que son importantes y deben tomarse en cuenta: (10)

Hipoacusia neurosensorial: la hipoacusia brusca, consiste en la pérdida de audición sensorial o perceptiva de inicio súbito en menos de 72 horas de 30 dB o más, en al menos 3 frecuencias continuas. Se deben realizar todas las pruebas para descartar otras causas. Con Rinne positivo y Weber lateralizado al lado sano. Cuando existe cofosis o hipoacusia brusca severa se puede dar el falso Rinne negativo (el paciente no oye). Su tratamiento consiste en el uso de esteroides prednisona 1 mg/kg/ peso/día v.o. o en caso de sospecha de neuritis vestibular asociado a vértigo intenso con esteroides intravenosos por 7 días.

Síndrome de Susac: Con su tríada característica hipoacusia neurosensorial fluctuante, pérdida visual por inclusiones de rama de arterias retinianas y encefalopatía. La enfermedad tiene un curso variable, siendo posible la remisión espontánea. El tratamiento se basa en esteroide en bolos de 6MP de 500 – 1000 mg durante 3 -5 días o prednisona a 1mg/kg/peso/día.

Tabla 3: Hipoacusia Conductiva

	Antescedentes	Otoscopía/datos adicionales
Colesteatoma	Otitis media a repetición, perforación, hipoacusia progresiva, otorragia, otalgia tardía.	Retracción timpánica, presencia de masa timpánica
Disrupción de la cadena osicular	Trauma, otitis media recurrente	Usualmente normal, GAP aumentado en audiometría. En impedanciometría curva decapitada.
Otitis media con efusión	Fiebre, otalgia	Tímpano eritematoso, a la exploración con otoscopio neumático inmóvil. Impedanciometría curva B o As.
Otoesclerosis	Hipoacusia gradual, dolorosa 30-50 años, tinnitus	Normal, impedanciometría curva As
Cerumen canal auditivo	Progresión gradual, otalgia muy rara	Cerumen
Exostosis	Progresión gradual, otalgia muy rara	Canal de forma anormal, prescencia de masa
Cuerpo extraño	Progresión gradual, otalgia muy rara	Cuerpo extraño ótico
Otitis Externa	Otalgia, supuración	Inflamación del canal auditivo
Perforación, timpanoesclerosis	Barotrauma o de cabeza u oídos, otitis media recurrente	Defecto visible a la otoscopía. Impendanciometría Curva B.

Fuente: Adaptada de Michels, T el al, 2019

Tabla 4: Hipoacusia Neurosensorial

	Antescedentes	Otoscopía/datos adicionales
Autoinmune	Hipoacusia bilateral, rápidamente progesiva, ataxia, vértigo, síntomas de enfermedad autoinmune. Aislada o combinada.	Normal
Tumor ángulo cerebelo pontino	Hipoacusia lentamente progresiva, unilateral, tinnitus, cefalea, vértigo.	Usualmente normal, suele tener ataxia o alteración del facial. Se debe realizar TAC.
Infecciones	Complicación de otitis media, hipoacusia que se desarrolla en horas o días. Laberintitis de origen vírico (sarampión, varicela, parotiditis) o de origen bacteriano	Signos compatibles con otitis media, rigidez de nuca, fiebre, convulsiones, ataxia. En caso de otitis curva B o As en impendaciometría.
Enfermedad de Meniére	Tinnitus, hipoacusia, vértigo de tipo episódica y fluctuante.	Otoscopía normal, nistagmo y ataxia. Audiometría curva ascendente.
Exposición al ruido	Exposición súbita a ruido intenso (130 dB) o crónica con 85 dB	Audiometría: hipoacusia de percepción con caída en la frecuencia 4000Hz
Ototoxicidad	Consumo de sustancias ototóxicas por ejemplo: aminoglucósidos, diuréticos de ASA, cisplatino	Normal
Presbiacusia	Historia familiar, incrementa con la edad	Audiometría con curva descendente.
Trauma	Antescedentes de trauma craneoencefálico	Signos compatible con trauma, debe realizar TAC.

Fuente: Adaptada de Michels, T el al. 2019

Tratamiento

Existen varias modalidades de tratamiento, que en éste capítulo sólo serán enumerados dado la extensión y complejidad del tema.

1. Tratamiento conservador Con el apoyo y asesoramiento familiar. Hay una serie de medidas de comportamiento que pueden usarse para mejorar la audición sin la necesidad de complementos o intervención quirúrgica. (1)
2. No Conservador: Incluye el uso de audífonos, intervenciones quirúrgicas entre otros.
    2.1 Audífonos: Existen varios tipos entre ellos:
    2.1.1 Con conducción de aire binaural
    2.1.2 Con anclaje óseo
    2.1.3 De enrutamiento contralateral del sonido (CROS)
3. Implante coclear: Convierten el sonido en señales digitales que se transmiten directamente al nervio auditivo a través de una matriz de electrodos. En el Reino Unido, el Instituto Nacional de Excelencia Clínica (NICE) recomienda implantes cocleares en niños con sordera severa a profunda en uno o dos oídos con un beneficio mínimo de los audífonos convencionales después de 3 meses de uso. (5). Otras opciones incluyen:
    3.1 Los tubos de ventilación
    3.2 maxstoidectomía.
    3.3 Entre otras

Pronostico

El pronóstico de la hipoacusia varía notablemente dependiendo del tipo de hipoacusia, de forma general las neurosensoriales son aquellas que tienen peor pronóstico. Para definirlo es fundamental el manejo holístico y el apoyo familiar.

Recomendaciones

La detección de la hipoacusia es fundamental en los pacientes. Se debe realizar el screening a niños con potenciales evocados de forma temprana, ya que la perdida de la audición se relaciona con dificultad en el aprendizaje y habilidades sociales. (11)

Es importante realizar un examen físico detallado con las pruebas de acumetría y las complementarias. Con el fin de derivar al profesional de segundo nivel en caso necesario. En la presente revisión se quiere plantear que la hipoacusia si puede ser valorada por el profesional de primer nivel de atención.

BIBLIOGRAFÍA

1. Alzahrani M, Tabet P, Saliba I. Pediatric hearing loss: common causes, diagnosis and therapeutic approach. Minerva Pediatrica 2015 February;67(1):75-90
2. Brown C, Emmett S, Robler S, Tucci D. Global Hearing Loss Prevention. Otolaryngologic Clinics of North America. 2018;51(3):575-592.
3. Dimitrov L, Gossman WG. Pediatric Hearing Loss. [Updated 2019 Oct 29]. In: StatPearls [Internet]. Treasure Island (FL): StatPearls Publishing; 2020 Jan-. Available from: https://www.ncbi.nlm.nih.gov/books/NBK538283/
4. Escajadillo J. Oídos, nariz, garganta y cirugía de cabeza y cuello. 4th ed. México: Manual Moderno; 2014.
5. Ftouh S, Harrop-Griffiths K, Harker M, Munro K, Leverton T. Hearing loss in adults, assessment and management: summary of NICE guidance. BMJ. 2018;:k2219.
6. Harpur E. The pathophysiology of hearing. British Medical Bulletin. 1987;43(4): 871-886.
7. Korver A, Smith R, Van Camp G, Schleiss M, Bitner-Glindzicz M, Lustig L et al. Congenital hearing loss. Nature Reviews Disease Primers. 2017;3(1).
8. Lee J, Bance M. Hearing loss. Practical Neurology. 2018;19(1):28-35
9. Michels T, Duffy M, Rogers D. Hearing Loss in Adults: Differential Diagnosis and Treatment. American Family Physician. 2019;100(2):98-108.
10. Roque I, Contreras J, Moreno I, Martínez-Duro B, Pérez Pérez S. Green Book. Diagnóstico y Tratamiento, Médico: Hipoacusia (alteraciones de la audición). 7th ed. Madrid: Marbán; 2019.
11. Saunders J, Rankin Z, Noonan K. Otolaryngology and the Global Burden of Disease. Otolaryngologic Clinics of North America. 2018;51(3):515-534.
12. Wilson B, Tucci D, Merson M, O'Donoghue G. Global hearing health care: new findings and perspectives. The Lancet. 2017;390(10111):2503-2515.

CAPÍTULO 8

Autora: Dra. Verónica Lucía Flores Bravo
Otitis Externa Difusa, Manejo en Primer Nivel de Atención

Definición

La otitis externa difusa es una entidad aguda causada por una infección bacteriana en la delicada piel que recubre el conducto auditivo externo de forma difusa y generalizada, es una de las enfermedades más comúnmente atendidas en el primer nivel de atención, es conocida como otitis del oído de nadador debido a la predisposición de las infecciones en personas que tienen contacto con piscinas y ríos, también existe predisposición en personas que usan hisopos debido a que el algodón arrastra el cerumen y los detritos más profundo en el conducto auditivo externo y esto predispone a la infección bacteriana (1).

Epidemiologia

Esta entidad es de alta incidencia en los países Sudamericanos ya que puede llegar a afectar hasta al 10% de la población por lo menos una vez en la vida, puede afectar a cualquier grupo de edad pero es más frecuente en niños de entre 5 y 12 años, siendo más común en personas que practican la natación hasta 5 veces más por el contacto con agua de piscinas y ríos, también se ha visto que la incidencia aumenta en la época de verano y en zonas de mayor humedad (2).

En la última actualización de la guía de American Academy of Otolaryngology Head and Neck Surgery Foundation, casi el 98% de la otitis externa aguda de América del Norte es causada por bacterias, los patógenos más comunes son Pseudomonas aeruginosa (prevalencia del 20% - 60%) y Staphylococcus aureus (prevalencia del 10% - 70%). a menudo se presentan como una infección polimicrobiana, y hay otros patógenos son principalmente organismos gramnegativos (que no sean P. aeruginosa), cualquiera de los cuales causa no más del 2% al 3% de los casos en grandes series clínicas (3).

Fisiopatología y Etiología

Normalmente el cerumen que se encuentra en el conducto auditivo externo aporta como una barrera protectora oleosa con un pH ligeramente acido, también esta barrera contiene lisozimas con actividad antibacteriana y antifúngica. Cualquier alteración del equilibrio de esta barrera disminuye los factores de protección de la capa lipídica del cerumen del conducto auditivo externo, el conducto se alcaliniza y favorece a la proliferación de microorganismos (2).

Esta patología está causada por una infección bacteriana localizada a nivel del conducto auditivo externo causando una reacción inflamatoria local; los agentes causales son gérmenes saprofitos del CAE, que al existir alguna alteración en el epitelio puede predisponer a la infección, los gérmenes más comunes son los gramnegativos como Pseudomonas aeruginosa y los estafilococos como Staphylococcus aureus: los menos comunes pero que también pueden causar esta infección son: Staphylococcus epidermidis, Estreptococos (grupos D y G), otras bacterias gramnegativas (H. influenzae, Proteus, E. coli) y anaerobios. Hay un mínimo riesgo de sobreinfección con hongos como: Aspergillus y Cándida (4).

Factores de Riesgo
Algunos de los factores predisponentes para esta entidad son:
- Constante uso de hisopos de algodón u otros objetos en el conducto auditivo externo, ya que puede causar lesiones y arrastra el cerumen y detritos más profundo convirtiéndose en un medio de cultivo para microorganismos.
- Alergias, que predisponen a la irritación de la piel del CAE.
- Psoriasis y dermatitis seborreica, enfermedades crónicas de la piel que puede afectar al CAE.
- Eccemas, predispone a lesiones previas de la piel del CAE y del pabellón auricular.
- Disminución de la acidez del conducto (posiblemente debido a la presencia repetida de agua contaminada como uso constante de piscinas y ríos).
- Irritantes, el uso constante de spray para el cabello, tinturas de cabello que irritan la piel del CAE.
- Climas húmedos, ayuda a la proliferación de microorganismos en el CAE.
- Personas con el conducto auditivo externo más largo o más estrecho de lo normal, predispone a la retención de agua u otras sustancias en el mismo (1,4).

Cuadro Clínico
El paciente suele acudir principalmente por otalgia de moderada a alta intensidad, también puede estar acompañado de otorrea purulenta en poca cantidad pero suele ser de aparición tardía y por esta razón el examen con

otoscopio suele ser difícil; también existe edema y eritema del conducto auditivo externo lo cual suele dar en el paciente sensación de hipoacusia y una ocupación molesta en el CAE. La otorrea inicialmente es escasa, clara y suele arrastrar detritos; pero con el avance de la infección suele volverse amilla casi verdosa y pastosa (4).

Al examen físico la movilización del pabellón auricular para introducir el otoscopio produce dolor y la presión sobre el trago en un punto doloroso facilitando el diagnostico, de igual manera algunos movimientos de la articulación temporo-mandibular como la masticación o el bostezo producen mucho dolor. Suele aparecer cronicidad al no tener una resolución en el tiempo adecuado, en el que los síntomas locales como la otalgia a la movilización del pabellón auricular desaparecen, así como la otorrea pero permanece un ligero prurito constante que en ocasiones es el único indicio de cronicidad de la enfermedad (5).

Diagnóstico

El diagnóstico generalmente se lo debe realizar en las primeras 48 a 36 horas en la fase aguda de la sintomatología; los pacientes acuden con otalgia de moderada a severa intensidad, eritema en la zona externa del CAE y del pabellón auricular, y molestias al movimiento de la articulación temporo-mandibular. Al realizar el examen físico existe dolor particularmente al realizar presión en el trago y al movilizar el pabellón auricular para introducir el otoscopio, suele haber dificultad también el momento de visualizar debido a la otorrea que en algunos casos es verde y pastosa, el paciente presenta mucha sensibilidad y molestia al introducir el otoscopio. En la otoscopia se observa un CAE eritematoso y edematoso de manera difusa por lo que el paciente suele referir sensación de hipoacusia o cuerpo extraño, la membrana timpánica se encuentra integra y normal pero en fases avanzadas o crónicas se la puede encontrar eritematosa o deslumbrada (6).

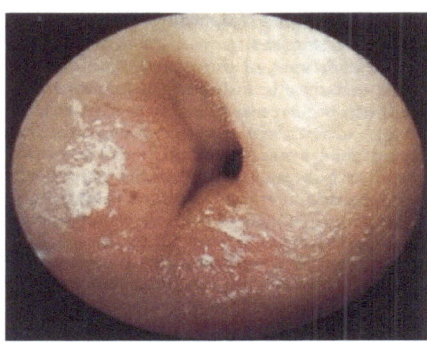

FIGURA 1.
OTITIS EXTERNA DIFUSA,
extraída de EXTERNAL OTITIS:
DIAGNOSIS AND PRACTICAL
MANAGEMENT

Clasificación

- Otitis externa aguda leve: Su presentación es con leves molestias en el conducto auditivo externo, prurito leve y ligero edema en el conducto auditivo externo.
- Otitis externa aguda moderada: Su característica es dolor de leve a moderado, prurito y la oclusión parcial del conducto auditivo externo.
- Otitis externa aguda severa: Su característica es intenso dolor, oclusión total del conducto auditivo externo por el edema intenso, eritema periauricular, incluso linfoadenopatias retroauriculares y fiebre en algunos casos (8).

TIPO DE OTITIS EXTERNA	SIGNOS Y SINTOMAS	FOTOGRAFIA
Otitis Externa Leve	•Eritema de la piel del CAE con exudado. •Edema leve del CAE con su consiguiente estrechamiento.	
Otitis Externa Moderada	El CAE esta estrecho por edema de la piel que también esta eritematosa, hay exudado.	
Otitis Externa Aguda Severa	Además de los hallazgos antes descritos, se encuentra compromiso del pabellón auricular y de los tejidos blandos peri auriculares los cuales se encuentran eritematosos y edematosos.	
Otitis Externa Crónica	Engrosamiento de la piel del conducto auditivo externo y del pabellón auricular, acompañado de eritema y descamación.	

Tabla 1. Tomado y modificado de: Sandoval, German, Pizarro, Gustavo. Oído externo y medio. Manual diagnóstico y terapéutico.

Tratamiento

En primer lugar se debe dar alivio del dolor:
- Dolor leve a moderado: se puede tratar con AINES o Acetaminofén 500 mg VO cada 8 horas.
- Dolor moderado: Acetaminofén 500 mg VO cada 8 horas con Naproxeno 250 mg VO cada 12 horas durante 3 días.
- Dolor severo: se puede usar AINES con Codeína.

El tratamiento inicial para la Otitis externa difusa no complicada es la terapia tópica: esta terapia se realiza con antimicrobianos con esteroides o sin ellos, ayudando a la resolución de la enfermedad entre 7 a 10 días. (Los esteroides ayudan al control de la inflamación, el dolor y si existe para el prurito.)
- Agentes antibióticos como: Ciprofloxacina en solución ótica de 3 mg, otra opción es Gentamicina y Ofloxacina.
- Combinado con esteroides como: Hidrocortisona de 10 mg;

Existe una presentación de 10 ml de combinación de ciprofloxacina e hidrocortisona y se debe aplicar de 4 a 6 gotas cada 8 horas por 7 días (8).

Existe una controversia entre el uso de antimicrobianos tópicos vs sistémicos, se debe tener en cuenta que como tratamiento inicial se debe usar tratamiento tópico y en algunas excepciones como: pacientes inmunosuprimidos, falla del tratamiento tópico, celulitis del pabellón auricular, perforación timpánica. Y también en los antimicrobianos sistémicos existen varios efectos adversos como: vómitos, diarrea, rahs, entre otros. Si es necesario dar tratamiento sistémico por vía oral debe ser de elección antibióticos contra Pseudomona principalmente como por ejemplo las quinolinas, se recomienda adaptar la elección de antibiótico con pruebas de sensibilidad para evitar la resistencia. En pacientes con CAE estrecho se recomienda el uso de mechas impregnadas con cremas tópicas antimicrobianas por 24 a 48 horas para mejor efecto del tratamiento, como medidas generales para mejorar la respuesta al tratamiento tópico se debe limpiar el CAE previamente de cerumen y cuerpo extraño, sea mediante irrigación con suero fisiológico o extracción manual bajo microscópico o con succión (7,9).

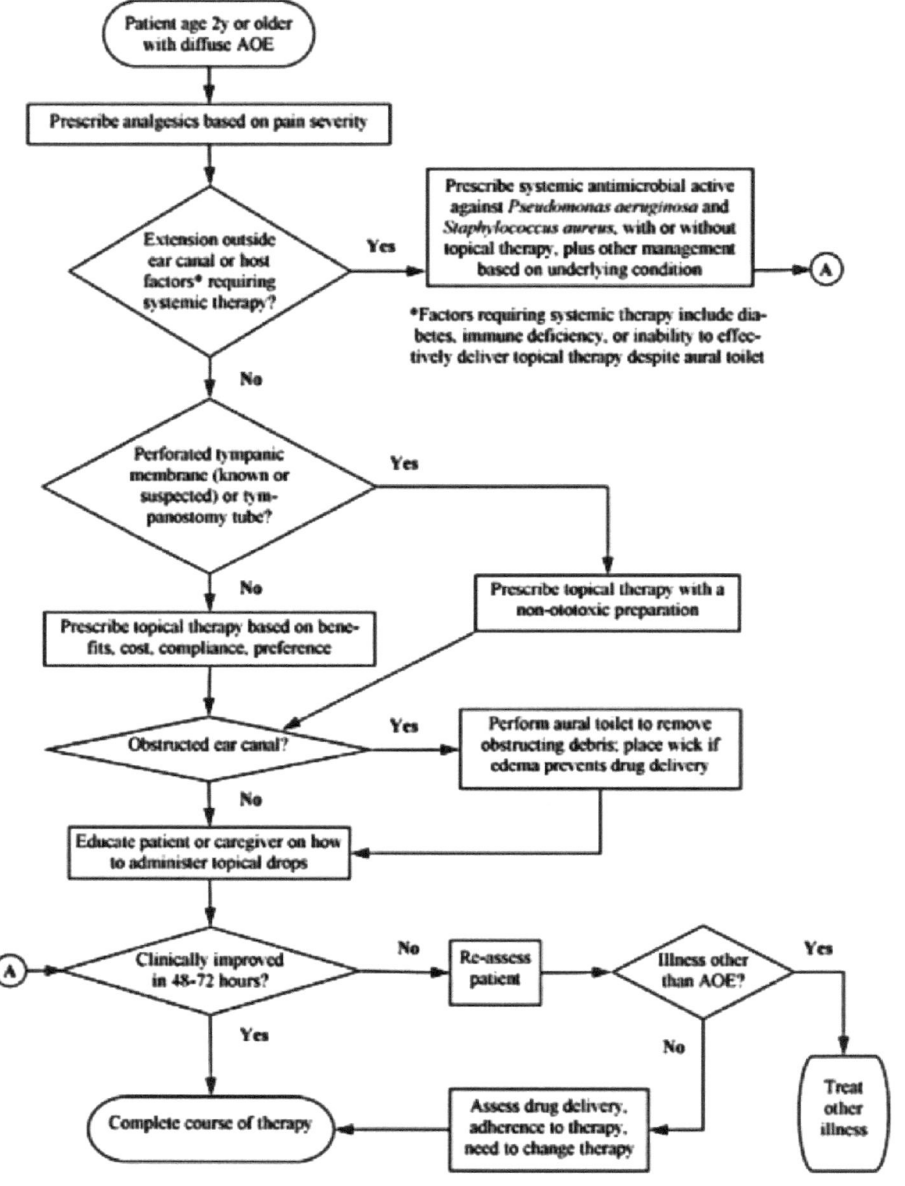

Figura 2. Flow chart for managing acute otitis externa, extraido de: Clinical Practice Guideline: Acute Otitis Externa.

Recomendaciones al paciente

Como la incidencia de la enfermedad está ligada a varios factores de riesgo deberíamos ofrecer algunas recomendaciones al paciente como:
- Limitar y evitar el uso de piscinas y ríos hasta que el cuadro este resuelto.
- Usar protección para el agua durante las duchas diarias con algodón con vaselina en la parte externa del CAE.
- Evitar el uso de hisopos de algodón u otros objetos en el CAE ya que puede lesionar.
- Evitar nada en aguas contaminadas y sin tapones.
- Mantener el CAE limpio y seco, especialmente en zonas de ambientes húmedas.
- Derivar al especialista para evitar recurrencias de esta entidad, ya que puede realizar una limpieza profunda del CAE con aspiración y bajo visión microscópica (9).

Recomendaciones

- Se recomienda el uso de una mezcla 1:1 de alcohol fino y vinagre inmediatamente después de nadar ya que el alcohol ayuda a eliminar el agua y el vinagre altera el pH del CAE, se recomienda en uso de tapones para los oídos al nadar y el uso de algodón con vaselina para el baño diario en ducha o en tina.
- Se debe prohibir absolutamente el uso de hisopos de algodón (10).

BIBLIOGRAFÍA

1. Bradley W. MD, Otitis externa (aguda). Last full review/revision February 2018. University of Virginia School of Medicine, Virginia. [Internet]. Available from: https://www.msdmanuals.com/es/professional/trastornos-otorrinolaringol%C3%B3gicos/trastornos-del-o%C3%ADdo-externo/otitis-externa-aguda.
2. Larach F. Astorquiza C. OTITIS EXTERNA: DIAGNÓSTICO Y MANEJO PRÁCTICO. Santiago de chile, Chile. Revista Médica Clínica Las Condes, Vol. 27. Num. 6. Páginas 898-984, Noviembre 2019.
3. Maté Cano I, Ordóñez Sáez O, Romero-García A. Otitis externa. Madrid, España. En Guía-ABE. Actualizado en noviembre, 2019 [en línea]. Disponible en: http://www.guiaabe.es.
4. Diaz Sastre M, Zannin I, Jimenez A. PATOLOGÍA INFLAMATORIA DEL OÍDO EXTERNO. OTITIS EXTERNA. OTITIS EXTERNA MALIGNA. Toledo. Editorial Seorl Pcf. Libro virtual de formación en ORL, capitulo 13; páginas 1 a la 15, febrero del 2015.
5. Goguen, L. External Otitis: Pathogenesis, Clinical Features, and Diagnosis, Uptadate, April 2017, Online. Available from: https://www.uptodate.com/contents/external-otitis-pathogenesis-clinical-features-and-diagnosis.
6. Rosenfeld R, Schwartz S, Cannon R, Roland P, Simon G, Kumar A, Huang W, Haskell H, Robertson P. Clinical Practice Guideline: Acute Otitis Externa. United States of America. American Academy of Otolaryngology—Head and Neck Surgery Foundation 2014. Vol. 150(1S) S1–S24. 2014.
7. Proceso bienestar estudiantil subproceso atención en salud. GUÍA DE ATENCIÓN MÉDICA DE OTITIS EXTERNA AGUDA. Última revisión Noviembre 26 de 2018. Argentina. Universidad Industrial de Santander. Versión 3, página de 3 a la 7. Noviembre 2018. [en línea]. Disponible en: https://www.uis.edu.co/intranet/calidad/documentos/bienestar_estudiantil/guias/GBE.18.pdf.
8. Goguen, L. External Otitis: treatment, Uptadate, April 2017, Online. Available from: https://www.uptodate.com/contents/external-otitis-treatment.
9. Kaufman, D., & Keller, J. (2018). Ear, Nose, and Throat Emergencies. In J. Gershel & E. Crain (Eds.), Clinical Manual of Emergency Pediatrics (pp. 143-170). Cambridge: Cambridge University Press. doi: 10.1017/9781108183109.007
10. Susanne W, Reinhard B, Antonius S, Ellen L, Andreas D. Otitis Externa. Alemania. Dtsch Arztebl Int. 2019 Mar; 116(13): 224–234. Published online 2019 Mar 29. Available from: https://www.ncbi.nlm.nih.gov/pmc/articles/PMC6522672/.

www.ingramcontent.com/pod-product-compliance
Lightning Source LLC
Chambersburg PA
CBHW040315220526
45473CB00009B/2439